Mit Insulin geht es mir wieder besser

Für konventionelle Insulinbehandlung

Von Viktor Jörgens, Monika Grüßer und Peter Kronsbein

Liebe Leserin, lieber Leser!

Dieses Buch haben wir speziell für Menschen mit Diabetes geschrieben, die lange Jahre mit Diät allein oder mit blutzuckersenkenden Medikamenten behandelt wurden, jetzt aber Insulin spritzen müssen. Die Insulinbehandlung kann man bei Ihrer Form des Diabetes entweder mit Mischinsulin durchführen, wie in diesem Buch dargestellt, oder mit Normalinsulin vor den Hauptmahlzeiten („Vor dem Essen Insulin", siehe letzte Umschlagseiten). Bei dieser letzteren Behandlung spritzen Sie häufiger Insulin, haben aber mehr Freiheiten bezüglich der Ernährung.

Mit diesem Buch möchten wir Sie ausführlich über die erfolgreiche Behandlung Ihrer Zuckerkrankheit informieren und eventuelle Unsicherheiten und Unklarheiten beseitigen helfen.

Unser Wunsch ist, daß der Diabetes Ihr Leben möglichst wenig beeinträchtigt.

Viktor Jörgens, Monika Grüßer und Peter Kronsbein

Inhaltsverzeichnis

Allgemeines über Diabetes	7
Insulin	18
Insulininjektionsgeräte	30
Blutzucker-Selbstkontrolle	32
Unterzuckerung	38
Kost	46
Verminderung der Insulindosis	82
Körperliche Bewegung	86
Erhöhung der Insulindosis	89
Intensivierte Insulinbehandlung	91
Folgeschäden	93
Fußpflege	96
Fußgymnastik	102
Bluthochdruck	107
Typ-2-Diabetes und Herzinfarkt	111
Kontrolluntersuchungen	114
Vererbung	119
Anhang: Blutzucker-Umrechnungstabelle	121
Sachverzeichnis	122

Allgemeines über Diabetes

Der Begriff Diabetes mellitus kommt aus dem Griechischen und bedeutet vermehrte Ausscheidung von zuckerhaltigem Urin. Diabetes mellitus ist eine Störung des Zuckerstoffwechsels. Jeder Mensch hat Zucker im Blut. Ohne Behandlung kann bei Diabetes der Blutzucker nicht im normalen Bereich gehalten werden. Bei hohen Blutzuckerwerten treten Beschwerden durch den Diabetes auf: vermehrtes Harnlassen, viel Durst, Kraftlosigkeit, Abgeschlagenheit, schlechte Wundheilung, Infektionen. Bei einer guten Stoffwechseleinstellung (nahezu normalen Blutzuckerwerten) bestehen solche Beschwerden nicht. Je länger der Blutzucker zu hoch bleibt, desto eher kann es zu Folgeschäden durch den Diabetes kommen. Diese lassen sich durch eine gute Behandlung verhindern.

Um den Diabetes auf Dauer erfolgreich zu behandeln, müssen Sie einen Teil der Behandlung selbst übernehmen. So ist es zum Beispiel sehr wichtig, daß Sie durch Selbstkontrolle des Blutzuckers feststellen, wie gut Ihre Stoffwechseleinstellung ist. Ebenfalls von Bedeutung ist, daß Essen und Insulinbehandlung aufeinander abgestimmt werden. Der Einfluß von körperlicher Bewegung auf den Blutzucker ist hierbei ebenfalls zu berücksichtigen.

Beschwerden bei erhöhtem Blutzucker

Bei erhöhten Blutzuckerwerten können folgende Beschwerden auftreten:

viel Harn:

Das ist lästig, besonders, wenn Sie deshalb nachts häufig aufwachen.

viel Durst:

Dieser entsteht durch den Wasserverlust durch viel Urin.

Kraftlosigkeit:

Dadurch wird Ihre Leistungsfähigkeit stark eingeschränkt.

Schlechte Wundheilung, Infektionen:

Eine Verletzung heilt langsamer, es kann zu Infektionen kommen.

Durch die Behandlung mit Insulin lassen sich diese Beschwerden beseitigen.

Beschwerden bei erhöhtem Blutzucker

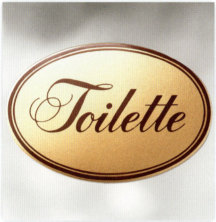
Viel Urin

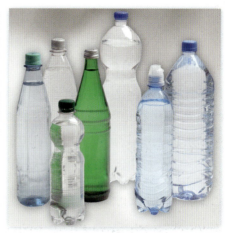
Viel Durst

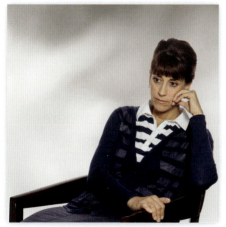
Kraftlosigkeit

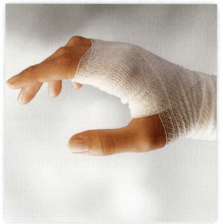
Schlechte Wundheilung, Infektionen

Gefahren bei Diabetes

Bei Erkrankung an Diabetes können schwere Gefahren auftreten: Wenn der Blutzucker über Jahre erhöht ist, kann dies zu Folgeschäden, vor allem an den kleinen Blutgefäßen und den Nerven, führen. Schwere Schäden an den Augen, Nieren und den Füßen können die Folge sein. Durch eine gute Einstellung des Blutzuckers lassen sich diese Schäden verhindern.

Häufig besteht neben dem Diabetes ein erhöhter Blutdruck, der dauerhaft gut behandelt werden muß (siehe Kapitel Bluthochdruck), denn hierdurch lassen sich ebenfalls Folgeschäden verhindern. Dies wurde 1998 in der UKPD-Studie in Großbritannien gezeigt, auf die später noch eingegangen wird.

Bei Patienten, die an Diabetes erkrankt sind, kommen Herzinfarkte und Schlaganfälle relativ häufig vor. Wie Sie diesen vorbeugen können, wird besonders im Kapitel über Bluthochdruck besprochen.

Stark erhöhte Blutzuckerwerte können zur Bewußtlosigkeit führen, dem diabetischen Koma. Dieses Koma ist lebensgefährlich. Es kann entstehen, wenn eine andere Erkrankung (zum Beispiel eine Lungenentzündung) auftritt. Durch Schulung und moderne Behandlung mit Insulin läßt sich das diabetische Koma vermeiden.

Gefahren bei Diabetes

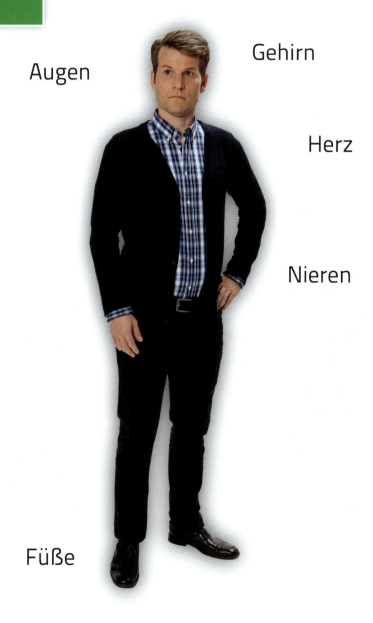

Die wichtigsten Formen des Diabetes mellitus

Typ-1-Diabetes:

An Typ-1-Diabetes erkranken meist schlanke, junge Patienten, die sofort Insulin spritzen müssen, weil die Bauchspeicheldrüse viel zuwenig oder gar kein Insulin mehr bildet. Typ-1-Diabetes ist selten; man schätzt, daß es derzeit in Deutschland 300.000 Typ-1-Diabetiker gibt. Auch im Erwachsenenalter kann Typ-1-Diabetes auftreten.

Typ-2-Diabetes:

Typ-2-Diabetes tritt meist bei übergewichtigen älteren Patienten auf. Er kommt aber auch bei immer jüngeren Menschen mit Übergewicht vor. Die Patienten bilden zunächst noch viel eigenes Insulin. Wenn sie übergewichtig sind und Gewicht abnehmen, können sie lange Zeit ohne Insulinbehandlung auskommen. Nach mehreren Jahren nimmt das vom Körper gebildete Insulin immer mehr ab und es wird auch bei Typ-2-Diabetes eine Behandlung mit Insulin nötig. In Deutschland gibt es derzeit zirka vier Millionen Typ-2-Diabetiker, die nicht mit Insulin behandelt werden und rund eine Million Typ-2-Diabetiker, die Insulin spritzen. Der Verlauf des Typ-2-Diabetes ist sehr unterschiedlich.

Diabetes mellitus

	Typ I	Typ 2
Erkrankungsalter	meist unter 40 Jahre	meist über 40 Jahre
Gewicht	meist schlank	meist übergewichtig
Ursachen	Zerstörung insulinbildenden Zellen	erbliche Veranlagung, Insulinbildung vermindert
Faktoren, die das Auftreten begünstigen	Viren Vererbung	Übergewicht, zu wenig Bewegung
Behandlung	Insulin	Abnehmen, körperliche Bewegung, Medikamente, Insulin

Blutzuckerwerte

Jeder Mensch hat Zucker im Blut. Blutzuckerwerte können in

> **mg % = Milligramm Prozent,**
> **mg/dl = Milligramm pro Deziliter oder**
> **mmol/l = Millimol pro Liter**

angegeben werden. Bei Nichtdiabetikern liegt der Blutzucker nüchtern zwischen 60 und 110 mg/dl (3,3 und 6,1 mmol/l), nach dem Essen kann der Blutzucker bis 140 mg/dl (7,8 mmol/l) ansteigen. Diabetes besteht, wenn der Blutzucker nüchtern über 126 mg/dl oder 7 mmol/l liegt.

Blutzuckerwerte unter dem normalen Bereich bezeichnet man als Unterzuckerung. Sehr tief abfallende Blutzuckerwerte können zu einer schweren Unterzuckerung mit Bewußtlosigkeit führen. Blutzuckerwerte über dem normalen Bereich bezeichnet man als Überzuckerung, als Zuckerkrankheit (Diabetes mellitus). Sehr hoch ansteigende Blutzuckerwerte können zur Bewußtlosigkeit (diabetisches Koma) führen.

Rechts sind die Blutzuckerwerte dargestellt. Die gezackte Linie zeigt den Bereich der Nierenschwelle für Zucker. Näheres hierzu wird im Kapitel über die Stoffwechsel-Selbstkontrolle erklärt.

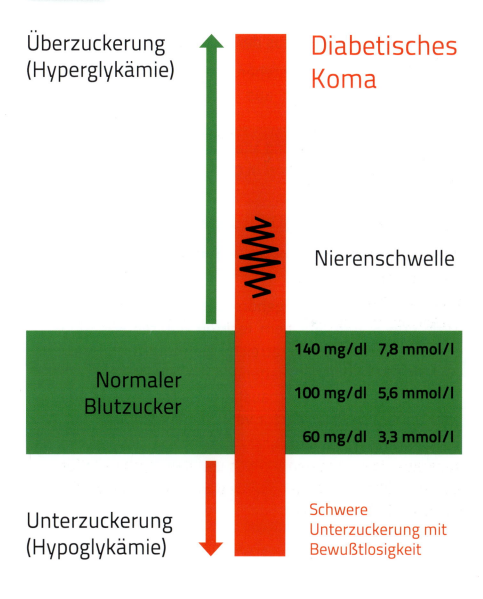

Nahrungsmittel

Der Körper benötigt Traubenzucker (Glukose) zur Energieversorgung. Er wird in den Körperzellen, zum Beispiel den Muskelzellen, gebraucht, um die normalen Stoffwechselvorgänge ablaufen zu lassen. Den Traubenzucker gewinnt der Körper aus der Nahrung.

Die Nahrungsmittel bestehen neben Mineralstoffen, Vitaminen und Wasser aus drei Hauptnährstoffen:

- **Kohlenhydrate (dies sind alle Zuckerarten und Stärke) zum Beispiel in Obst, Brot, Kartoffeln;**
- **Eiweiß zum Beispiel in Fleisch, Fisch, Quark;**
- **Fett zum Beispiel in Butter, Öl, Speck.**

Zu den Kohlenhydraten gehören verschiedene Zuckerarten und Stärke. Auf dem rechten unteren Bild sind Beispiele für kohlenhydratreiche Nahrungsmittel dargestellt. Die in ihnen enthaltene Stärke wird im Darm zu einzelnen Traubenzuckerbausteinen abgebaut. Rechts oben sehen Sie Beispiele für verschiedene Zucker.

Kohlenhydrate

Zucker:
Traubenzucker
Fruchtzucker
Haushaltszucker
Malzzucker
Milchzucker

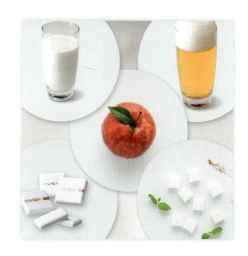

Stärke:
Stärke wird zu
Traubenzucker-
Bausteinen
abgebaut

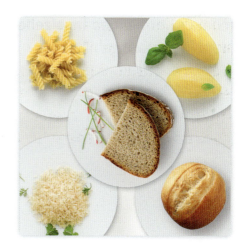

Der Zuckerstoffwechsel

Im Bild rechts sehen Sie den **Magen-Darm-Kanal**. Stärke, zum Beispiel Brot, wird im Darm zu Traubenzuckerbausteinen (hier dargestellt als weiße Würfel) abgebaut. Traubenzucker wird auch Glukose genannt. Die Glukose gelangt aus dem Darm zur **Leber**. In der Leber wird Glukose in Form von Glykogen (weißer Würfelberg) gespeichert. Wenn es notwendig ist, gibt die Leber Glukose an das Blut ab.

Mit dem **Blut** gelangt die Glukose zu den **Körperzellen**. Die Zellen benötigen Glukose als Energielieferant, um die normalen Stoffwechselvorgänge ablaufen zu lassen. Aus eigener Kraft kann Glukose in Muskel- und Fettzellen nicht hinein.

Insulin ist der Schlüssel, der diese Zellen aufschließt, damit Glukose hineingelangen kann. Insulin ist ein Hormon. Es wird in den **Inselzellen** der **Bauchspeicheldrüse** (dem Pankreas) gebildet.

Zellen brauchen Zucker

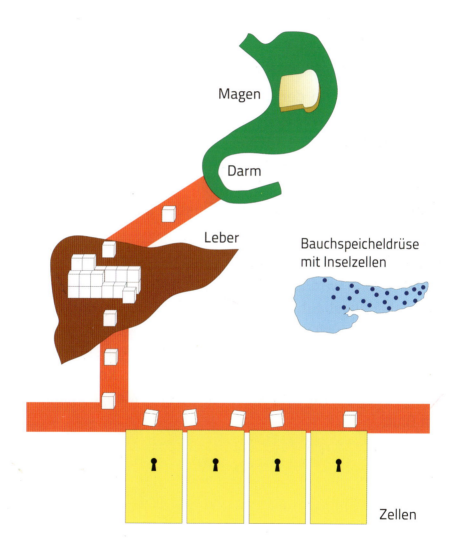

Insulin senkt den Blutzucker

In den **Inselzellen** der **Bauchspeicheldrüse** wird das Insulin (in der Abbildung als **Schlüssel** dargestellt) gebildet. Insulin sorgt dafür, daß der Blutzuckerspiegel normal bleibt. Die Inselzellen der Bauchspeicheldrüse messen beim Nichtdiabetiker den Blutzuckerspiegel (rechts als **Zeiger** mit Fragezeichen dargestellt). Wenn der Blutzucker ansteigt, geben die Inselzellen Insulin ab.

Insulin bewirkt in der **Leber**, daß die Glukose in Form von Glykogen (weißer Würfelberg) gespeichert wird. Zusätzlich sorgt das Insulin auch dafür, daß weniger Glukose aus dem Glykogenvorrat der **Leber** ins **Blut** gelangt. Außerdem wirkt das Insulin an den Muskel- und Fettzellen: Es ermöglicht, daß Glukose aus dem **Blut** in diese **Zellen** gelangt.

Auch für den Eiweißstoffwechsel ist Insulin notwendig. Ohne Insulin wird Eiweiß (und damit auch Muskulatur) vermehrt abgebaut. Wenn viel zu wenig Insulin vorhanden ist, wird auch verstärkt Fettgewebe abgebaut. Insulin ist folglich dafür verantwortlich, daß Zucker-, Eiweiß- und Fett- stoffwechsel funktionieren. Der Körper benötigt deshalb Tag und Nacht eine kleine Menge Insulin im Blut.

Insulin senkt den Blutzucker

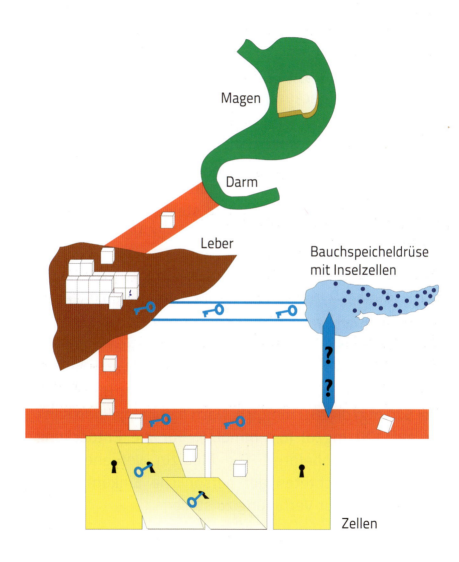

Entdeckung des Insulins

Bereits 1889 zeigte Oskar Minkowski, daß es durch Ausschaltung der Bauchspeicheldrüse bei Hunden zum Diabetes kommt. Paul Langerhans beschrieb in seiner Doktorarbeit die später nach ihm benannten Inselzellen der Bauchspeicheldrüse. Aber alle Versuche der Forscher, den Diabetes mit Bauchspeichel drüsen-Auszügen zu behandeln, schlugen fehl. Die bis heute bedeutendste Entdeckung der Diabetesforschung erfolgte in Toronto, Canada. Dort arbeitete der bekannte schottische Diabetesforscher Prof. J. J. R. Macleod. Zu ihm kam ein junger Arzt, Dr. F. G. Banting. Er war begeistert von der Idee, aus Bauchspeicheldrüsen ein Mittel gegen Diabetes zu gewinnen. Macleod stellte ihm ein kleines Labor und den Studenten C. Best zur Verfügung. Im Sommer 1921 machten die beiden Tierversuche, die sehr ermutigend ausfielen. Macleod erkannte sofort die Bedeutung ihrer Arbeit und sorgte mit dem Biochemiker Collip für einen „Profi", der die Methodik der Herstellung verbesserte. So konnte schon am 23. Januar 1922 der erste Diabetiker eine Insulininjektion bekommen. Er hieß Leonard Thompson. Morgens lag sein Blutzucker bei 520 mg/dl (28,9 mmol/l). Nach Insulininjektion sank er auf 120 mg/dl (6,7 mmol/l). Für die Entdeckung wurde der Nobelpreis für Medizin verliehen; die Forscher verzichteten auf persönliche Einkünfte, um Insulin rasch zur Verfügung zu stellen

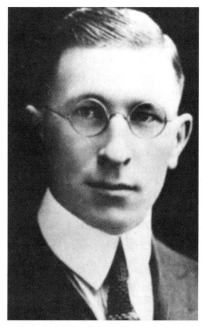
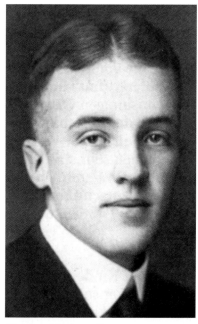

Frederick Grant Banting
(1891 - 1941)

Charles Herbert Best
(1899 - 1978)

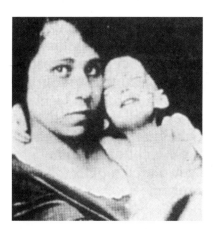
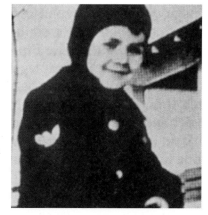

Eine der ersten Patientinnen, die 1922 mit Insulin behandelt wurden, links vor und rechts nur einen Monat nach Beginn der Behandlung

Insulinsorten

Man unterscheidet Normalinsulin und Verzögerungsinsulin.

Normalinsulin:

Wenn man Human-Normalinsulin (= kurzwirkendes Insulin) unter die Haut spritzt, kommt es schnell ins Blut. Die blutzuckersenkende Wirkung setzt rasch ein (innerhalb von zirka 15 Minuten). Nach dem Spritzen von Normalinsulin sollten Sie deshalb bald essen. Handelsnamen üblicher Normalinsuline sehen Sie rechts.

NPH-Verzögerungsinsulin:

Die Wirkung von Human-NPH-Verzögerungsinsulin beginnt knapp zwei Stunden nach dem Spritzen und hält rund zwölf Stunden an. NPH bedeutet Neutral-Protamin-Hagedorn. Dies ist ein Eiweiß, das der Forscher Hagedorn als erster eingesetzt hat, um die Wirkung des Insulins zu verzögern. Das an den Verzögerungsstoff gebundene Insulin befindet sich im Bodensatz des Fläschchens. Deshalb müssen diese Insuline vor dem Aufziehen unbedingt ausreichend durchmischt werden (die Flüssigkeit muß gleichmäßig trüb aussehen). Handelsnamen üblicher Human-NPH-Verzögerungsinsuline sind rechts aufgeführt.

Humaninsulin

Insulin im Blut

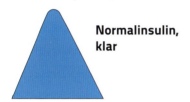

Normalinsulin, klar

Actrapid®
Berlinsulin H®
Huminsulin Normal®
Insulin Rapid®
Insuman Rapid®

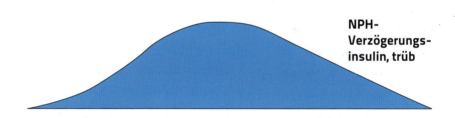

NPH-Verzögerungs-insulin, trüb

Berlinsulin H Basal®
Huminsulin Basal®
Insulin Basal®
Insuman Basal®
Protaphane®

Human-NPH-Mischinsuline

Rechts aufgeführt sehen Sie die Handelsnamen von Mischungen aus Human-Normal- und NPH-Verzögerungsinsulin. 30/70 bedeutet, daß die Mischung aus 30 Prozent kurzwirkendem Normalinsulin und 70 Prozent NPH-Verzögerungsinsulin besteht.

Analoga

Analoga sind künstliche Insuline. Der kurzwirkende Anteil der Analoga wirkt schneller als Human-Normalinsulin, der Verzögerungsanteil wirkt länger als Human-NPH-Verzögerungsinsulin. Mit Humalog® Mix 25 oder NovoMix® 30 läßt sich die Behandlung vergleichbar wie mit NPH-Mischinsulin durchführen. Lantus® und Levemir® sind reine Verzögerungsanaloga. Lantus® wird nur einmal täglich gespritzt, weil es sehr lange wirkt. Lantus® darf nicht mit Human-Insulinen oder Analoga gemischt werden, da es in saurer Lösung vorliegt. Levemir® wirkt kürzer als Lantus®, es kann zweimal täglich gespritzt werden.

NPH-Mischinsuline

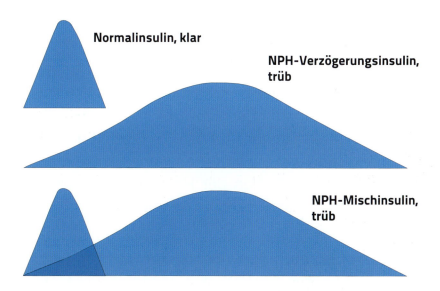

Insulin im Blut

Normalinsulin, klar

NPH-Verzögerungsinsulin, trüb

NPH-Mischinsulin, trüb

Actraphane®

Berlinsulin H 30/70®

Huminsulin Profil III®

Insulin Comb 30/70®

Insuman Comb 25®

Insulin spritzen

Insulin sollte in das Fettgewebe unter der Haut gespritzt werden. Die Einstichstelle müssen Sie regelmäßig wechseln, weil es zu Verhärtungen der Haut kommen kann. Spritzen Sie nur in gesunde Hautstellen (nicht zum Beispiel in Narben). Die meisten Patienten spritzen das Insulin in den Bauch und in den Oberschenkel. Wenn an den Spritzstellen Hautveränderungen (wie zum Beispiel Rötungen) auftreten, zeigen Sie diese Ihrem Arzt.

Wenn Sie nicht mit einem Insulininjektionsgerät (Insulin-Pen) spritzen wollen (siehe Kapitel Insulininjektionsgeräte), sind Kunststoffspritzen mit aufgeschweißter Kanüle am praktischsten. Auf den Spritzen ist die Skala genau ablesbar, und Sie brauchen keine Kanüle aufzustecken. Die Desinfektion der Haut zum Beispiel mit Alkohol vor dem Insulinspritzen ist unnötig.

Normalerweise sollten Sie kurz vor dem Frühstück, und gegebenenfalls auch dem Abendessen spritzen (bis zu zirka 15 Minuten vorher). Ein längerer Spritz-Eß-Abstand könnte bei niedrigen Blutzuckerwerten vor der Injektion zu einer Unterzuckerung führen. Wenn Sie zum Beispiel abends im Restaurant essen möchten, spritzen Sie das Insulin (am Tisch) erst, wenn Ihr Essen serviert ist.

Insulin spritzen

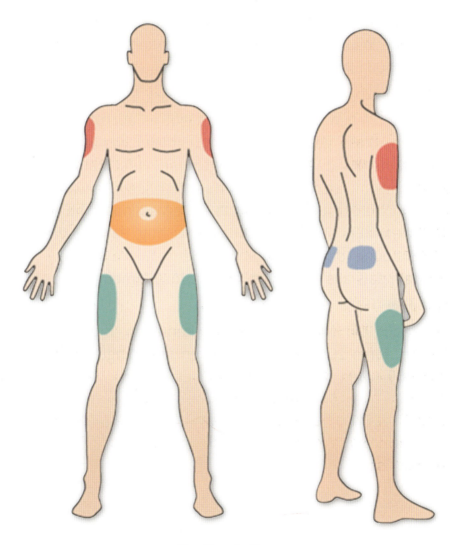

Spritzstellen

Insulininjektionsgeräte

Anstelle der Insulinspritze kann man auch ein Insulininjektionsgerät, einen Insulin-Pen, benutzen. Diese Geräte sehen aus wie Füllfederhalter, daher der englische Name Pen. Anstelle der Feder haben sie aufschraubbare Insulinkanülen und anstatt der Tintenfüllung eine Insulinpatrone, die mit höher konzentriertem Insulin (100 Einheiten pro ml) gefüllt ist.

Die Insulin-Pens spritzen auf Knopfdruck Insulin unter die Haut. Neben den Insulin-Pens gibt es auch Fertigspritzen. Diese geben Insulin in Schritten von jeweils zwei Einheiten ab. Zu den Pens gehören aufschraubbare Insulinkanülen. Die Kanüle muß nach jeder Injektion entfernt werden, um Lufteintritt in die Insulinpatrone zu vermeiden. Es ist ganz besonders wichtig, daß Sie die Handhabung der Pens genau erlernen, um zu vermeiden, daß aus Versehen falsche Insulinmengen gespritzt werden.

Wenn Sie ein NPH-Mischinsulin benutzen, muß das Insulin durch 20maliges Schwenken unbedingt durchmischt werden, bevor Sie die Dosis einstellen.

Insulin

Fast immer werden heute die sehr praktischen Insulinpens benutzt. In vielen Ländern gibt es nur Insulin mit 100 Einheiten pro Milliliter (U100). Pen-Ampullen enthalten immer U-100-Insulin. Spritzen gibt es sowohl für U-100- als auch für U-40-Insulin. Achten Sie deshalb darauf, daß es sich um die richtige Spritze für die jeweilige Insulinkonzentration handelt. Insulin ist nur begrenzt haltbar. Beachten Sie deshalb das Verfallsdatum.

Lagern Sie Ihren Insulinvorrat im Kühlschrank bei zwei bis acht Grad Celsius, denn Insulin soll nicht einfrieren. Das Fläschchen, das Sie gerade benutzen, sollten Sie mit sich führen. Auf Reisen gehört das Insulin ins Handgepäck.

Die Insulinwirkung auf Ihre Stoffwechseleinstellung läßt sich nicht genau vorhersagen. In den ersten Tagen nach Beginn der Insulinbehandlung sollten Sie deshalb nicht selbst Autofahren. Später können Sie selbstverständlich auch mit Insulinbehandlung ein Auto steuern.

Blutzuckerselbstkontrolle

Mit der Blutzuckerselbstkontrolle können Sie sowohl zu niedrige als auch zu hohe Blutzuckerwerte erkennen.

Um im Rahmen des Schulungskurses die richtigen Mengen des Insulins zu finden, ist es nötig, daß Sie den Blutzucker vor dem Frühstück, dem Mittagessen und dem Abendessen messen.

Besprechen Sie mit Ihrem Hausarzt, wie oft Sie später den Blutzucker kontrollieren sollten. Wenn Ihr Behandlungsziel erreicht ist, kommt man oft mit wenigen Messungen pro Woche aus.

Je nach Behandlungsziel und Stoffwechseleinstellung kann es auch ausreichend sein, den Urinzucker zu messen. Dies wird Ihr Hausarzt mit Ihnen vereinbaren.

Falls Beschwerden auftreten, die auf erhöhte (oder zu niedrige) Blutzuckerwerte hindeuten, messen Sie bitte sofort Ihren Blutzucker und suchen Sie bei sehr hohen Blutzuckerwerten Ihren Arzt auf.

Autofahrer mit Insulinbehandlung sollten regelmäßig selbst den Blutzucker messen und diese Werte auch notieren, um zum Beispiel bei einem Autounfall belegen zu können, daß dieser nicht aufgrund einer Unterzuckerung entstanden ist.

Blutzuckermeßgeräte

Zahlreiche Firmen bieten heute Blutzuckermeßgeräte an, deren Genauigkeit ständig weiterentwickelt wird. Deswegen kann in diesem Buch kein spezielles Gerät empfohlen werden.

Einige Blutzuckermeßgeräte lassen sich von mmol/l auf mg/dl umstellen, andere messen entweder mg/dl oder mmol/l. Die Meßzeit kann zwölf bis zu 120 Sekunden betragen. Die von den Meßgeräten angegebenen Blutzuckerwerte können bis zu 15 Prozent vom tatsächlichen Blutzuckerwert abweichen.

Die Umgebungstemperatur, bei der die Geräte korrekt arbeiten, schwankt zwischen zehn bis 40 Grad oder 18 bis 32 Grad. Die relative Luftfeuchtigkeit kann entweder fünf bis 90 oder 20 bis 80 Prozent betragen. Hierauf sollten Sie achten, wenn Sie beispielsweise im (Skilanglauf- oder Bade-) Urlaub damit den Blutzucker kontrollieren möchten.

Die fachgerechte Benutzung des Gerätes sollten Sie bei Ihrem Arzt erlernen. Wie jedes technische Gerät muß auch Ihr Blutzuckermeßgerät regelmäßig überprüft werden. Dazu lassen Sie in der Praxis eine Parallelmessung durchführen, bei der mit Ihrem Gerät und der Labormethode der Praxis aus dem selben Blut der Blutzucker bestimmt wird.

Nierenschwelle

Rechts im oberen Bild sehen Sie eine **Niere**. Durch die Niere verläuft ein **Blutgefäß**. Im Blut befindet sich der Blutzucker (weiße Würfel). Die **Klappe** zwischen **Blutgefäß** und den ableitenden Harnwegen soll die Nierenschwelle darstellen. Im oberen Bild erkennen Sie, daß der Urin bei normalen Blutzuckerwerten zuckerfrei ist.

Vergleichen Sie nun die obere Abbildung mit der Abbildung unten: Wenn der Blutzucker über zirka 180 mg/dl (10 mmol/l) ansteigt (Nierenschwelle für Zucker), schafft es die **Niere** nicht mehr, den Urin zuckerfrei zu halten: Im Urin wird Zucker ausgeschieden.

Manche Menschen scheiden erst bei höheren Blutzuckerwerten Zucker im Urin aus, einige auch bei niedrigeren. Ihr Hausarzt kann die Nierenschwelle für Zucker bei Ihnen ungefähr bestimmen, wenn er Ihren Blutzucker und Urinzucker in frischen Proben einige Male gleichzeitig mißt.

Nierenschwelle

**Blutzucker
zirka 100 mg/dl
5,6 mmol/l**

**Urinzucker
NEIN!**

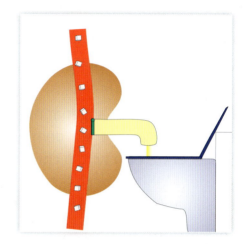

**Blutzucker
über zirka
180 mg/dl
10 mmol/l**

**Urinzucker
JA!**

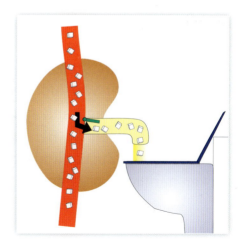

Urinzucker-Selbstkontrolle

Es gibt eine Vielzahl von Urinzucker-Teststreifen. Ihr Arzt wird Ihnen einen geeigneten Teststreifen empfehlen. Halten Sie einen Teststreifen kurz in den Urinstrahl oder in den in einem Becher aufgefangenen Urin. Streifen Sie überschüssigen Urin ab und warten Sie die auf der Anweisung angegebenen Minuten ab. Vergleichen Sie dann die Farbe des Teststreifens mit den Farben auf dem Röhrchen.

Getestet werden sogenannte frische Urinproben: zirka eine halbe Stunde vor dem Essen wird Urin gelassen. Dieser erste Urin wird nicht untersucht. Lassen Sie kurz vor der Mahlzeit noch einmal Urin und untersuchen Sie diesen auf Zucker. Man nennt dies frischen Urin, da er kurz vorher neu gebildet wurde.

Der Wert zeigt, ob der Blutzucker in dieser Zeit über der Nierenschwelle lag oder nicht. Testet man Urin, der sich über mehrere Stunden in der Blase gesammelt hat, so kann man nur feststellen, ob während dieser Zeit der Blutzucker höher war als die Nierenschwelle. Mit der Urinzuckermessung kann man nur feststellen, ob der Blutzucker zu hoch ist. Bei zu niedrigem Blutzucker ist genauso wenig Zucker im Urin wie bei normalem Blutzucker, nämlich gar keiner.

Das Diabetes-Tagebuch

Die Ergebnisse Ihrer Messungen tragen Sie in Ihr Diabetes-Tagebuch in die Spalte Selbstkontrolle ein. Im Tagebuch notieren Sie in der Spalte Insulin die von Ihnen gespritzten Insulindosen. Unter der Spalte „Bemerkungen" sollten Sie sowohl Erkrankungen, Unwohlsein und Anzeichen für hohen Blutzucker als auch Unterzuckerungen eintragen. Wichtig ist auch, daß Sie außergewöhnliche körperliche Bewegung dort vermerken.

Weiterhin sind solche Ereignisse interessant, die sich auf Ihren Stoffwechsel ausgewirkt haben könnten, so zum Beispiel Geburtstagsfeiern, Reisen, Einladungen. Darüber hinaus sollten Sie sich wöchentlich wiegen und das ermittelte Gewicht notieren.

Sprechen Sie mit Ihrem Hausarzt auch über die Medikamente, die Ihnen andere Ärzte verordnet haben. Notieren Sie Namen und Dosierungen aller Präparate, die Sie regelmäßig nehmen, in Ihrem Diabetes-Tagebuch. Bitte bringen Sie Ihr Tagebuch zu jedem Arztbesuch mit in die Praxis.

Datum	Uhrzeit	morgens	mittags	abends	Bemerkungen
Mo	BZ mg/dl	150	90	120	
	BZ mmol/l	8,3	5,0	6,7	
	Insulin	30		12	

Die Unterzuckerung

Wenn der Blutzucker zu niedrig liegt, nennt man dies eine Unterzuckerung. Der Fachausdruck für eine Unterzuckerung heißt Hypoglykämie. Der Begriff setzt sich folgendermaßen zusammen:

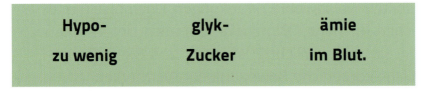

Hypo-	glyk-	ämie
zu wenig	Zucker	im Blut.

Rechts sehen Sie, welche Anzeichen (Symptome) bei einer Unterzuckerung auftreten können. Die Anzeichen der Unterzuckerung müssen nicht alle gleichzeitig auftreten. Wenn Sie unsicher sind, ob Sie eine Unterzuckerung haben, messen Sie Ihren Blutzucker. Grund für eine Unterzuckerung ist immer, daß zuviel Insulin im Blut ist und dadurch der Blutzucker unter normale Werte sinkt. Dies kann zum Beispiel passieren, wenn Sie Ihr Insulin gespritzt haben, danach aber nicht essen.

Wenn eine Unterzuckerung nicht richtig behandelt wird, bekommt das Gehirn zu wenig Zucker. Man wird verwirrt und schließlich bewußtlos.

Sie brauchen aber vor einer Unterzuckerung keine Angst zu haben. Wenn sie rechtzeitig erkannt und behandelt wird (siehe folgende Seiten), hat eine Unterzuckerung keine schädlichen Folgen.

Anzeichen einer Unterzuckerung

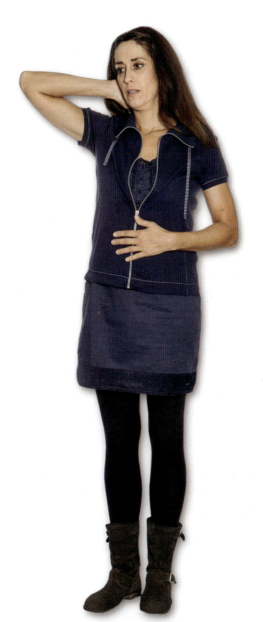

Man fühlt sich:
nervös
zittrig
flattrig

Man hat:
Kopfschmerzen
weiche Knie

Man bekommt:
Schweißausbruch
Heißhunger
Herzrasen

Man ist:
unkonzentriert
blaß
aggressiv
verwirrt

Ursachen einer Unterzuckerung

Immer wenn Sie eine Unterzuckerung hatten, müssen Sie sich fragen, woran das gelegen haben kann. Alles, was den Blutzucker senkt, kann Ursache einer Unterzuckerung sein:

1. Insulin, zum Beispiel aus Versehen zu viele Einheiten gespritzt;
2. zu wenig oder zu spät Kohlenhydrate gegessen; zum Beispiel die Zwischenmahlzeit vergessen oder abends im Restaurant schon Insulin gespritzt, aber das Essen kommt nicht;
3. außergewöhnliche körperliche Bewegung ohne die richtigen Vorsichtsmaßnahmen;
4. Alkohol in größeren Mengen.

Wenn Sie trotz gründlichen Überlegens keine Erklärung für die Unterzuckerung finden, aber dennoch unter den bisherigen Insulindosierungen Unterzuckerungen auftreten, müssen Sie weniger Insulin spritzen. Auf wie viele Einheiten die Insulindosis vermindert werden sollte, wird Ihr Arzt mit Ihnen besprechen.

Ursachen einer Unterzuckerung

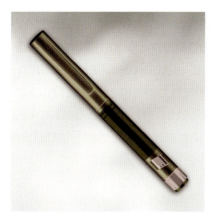

Zu viel Insulin gespritzt

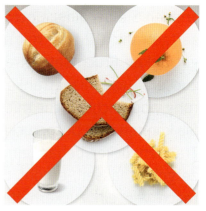

Zu wenig oder zu spät gegessen

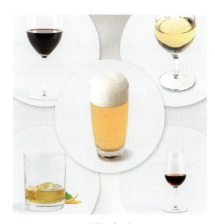

Alkohol

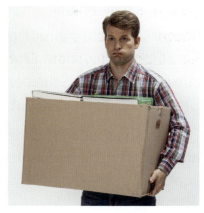

Außergewöhnliche körperliche Bewegung

Behandlung einer Unterzuckerung

Wenn Sie die ersten Zeichen einer Unterzuckerung spüren, müssen Sie diese sofort behandeln. Hoffen Sie keinesfalls darauf, daß der Blutzucker ohne Behandlung wieder ansteigt.

Trinken Sie bei einer Unterzuckerung sofort ein Fruchtsaftgetränk (0,2 Liter mit normalem Zucker, keine Diätgetränke). Fruchtsaftgetränke enthalten viel Traubenzucker. Auch Colagetränke helfen bei einer Unterzuckerung, aber nicht solche mit Süßstoffen (Light-Getränke). Sie können eine Unterzuckerung auch mit vier Plättchen Traubenzucker behandeln. Wenn Sie Zucker im Mund zergehen lassen, erhöht dies den Blutzucker nicht so rasch wie ein zuckerhaltiges Getränk, der Blutzucker kann erst ansteigen, wenn der gelöste Traubenzucker im Darm vom Blut aufgenommen wird. Auf die Schnelligkeit kommt es an, denn Sie wollen die Unterzuckerung rasch beheben.

Wenn Sie nachts eine Unterzuckerung hatten, sollten Sie zusätzlich zu dem Fruchtsaftgetränk oder Traubenzucker noch zwei Scheiben Weißbrot oder eine Scheibe Brot essen, damit der Blutzucker nicht wieder absinkt.

Bei Insulinbehandlung müssen Sie Traubenzucker dabei haben, damit Sie eine Unterzuckerung sofort behandeln können.

Behandlung einer Unterzuckerung

Fruchtsaftgetränk mit Zucker

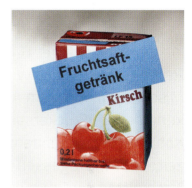

Konzentrierte Zuckerlösung

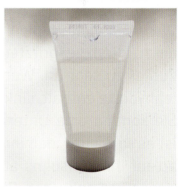

Traubenzucker

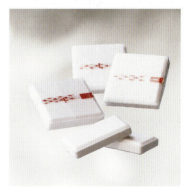

Insulin senkt den Blutzucker

Bei Ihrer Insulinbehandlung hält die Wirkung nach dem Spritzen ungefähr zwölf Stunden an. Deshalb sollten Sie nach dem Spritzen Ihres Insulins zirka alle drei Stunden kohlenhydrathaltige Nahrungsmittel essen, die den Blutzucker erhöhen.

Rechts sehen Sie die Wirkung von morgens gespritztem Mischinsulin. Bis zum Abend ist eine gleichmäßige Senkung des Blutzuckerspiegels zu beobachten. Durch die Kohlenhydrate aus dem Frühstück, der Zwischenmahlzeit, dem Mittagessen und der Zwischenmahlzeit am Nachmittag wird der Blutzucker gleichmäßig erhöht.

Wenn Sie mehr Kohlenhydrate zu einer Mahlzeit essen, als zu Ihrem gespritzten Insulin passen, steigt der Blutzucker zu sehr an. Wenn eine Mahlzeit zu wenig Kohlenhydrate enthält, sinkt Ihr Blutzucker zu stark ab, und Sie können eine Unterzuckerung bekommen. Deshalb ist es so wichtig, daß Ihre Kost genau auf den Wirkungsablauf Ihres Insulins abgestimmt wird. Dadurch erreichen Sie, daß Ihre Blutzuckerwerte nicht zu hoch ansteigen und nicht zu tief absinken.

Insulin senkt den Blutzucker

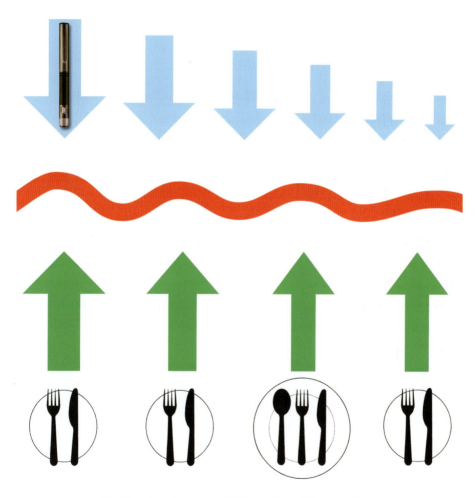

Kohlenhydrate erhöhen den Blutzucker

Blutzucker und Kost

Um Ihre Kost auf die Insulinwirkung abstimmen zu können, müssen Sie wissen, welche Nahrungsmittel den Blutzucker erhöhen.

Vielleicht kennen Sie schon einige Nahrungsmittel, die den Blutzucker ansteigen lassen.

Schauen Sie auf die rechte Bildseite.

Wodurch steigt der Blutzucker an?

Wenn Sie sich für eine Antwort entschieden haben, blättern Sie bitte um.

Wodurch steigt der Blutzucker?

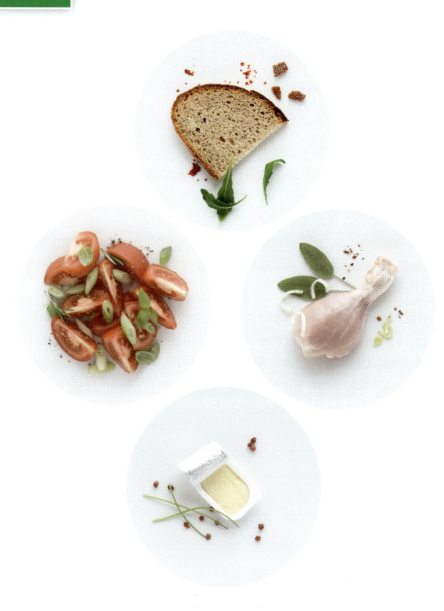

Nährstoffe

Von den auf der letzten Seite abgebildeten Nahrungsmitteln läßt nur das Brot den Blutzucker ansteigen.

Der Hähnchenschenkel besteht größtenteils aus Eiweiß. Das erhöht den Blutzucker nicht.

Tomaten sind sehr wasserreich und lassen den Blutzucker ebenfalls nicht ansteigen.

Butter enthält Fett. Dieses erhöht den Blutzucker auch nicht.

Brot ist ein Nahrungsmittel, das kohlenhydratreich ist. Zur Erinnerung: zu den Kohlenhydraten gehören Stärke und Zucker. Nur die kohlenhydratreichen Nahrungsmittel können den Blutzucker ansteigen lassen. Wenn Sie Fett, Eiweiß oder wasserreiche Nahrungsmittel essen, steigt der Blutzucker dadurch nicht.

Rechts oben sind Nährstoffe dargestellt, die den Blutzucker erhöhen (kohlenhydratreiche Nahrungsmittel). In den drei unteren Abbildungen sind Nährstoffe zu sehen, die den Blutzucker nicht erhöhen: fettreiche, eiweißreiche und wasserreiche Nahrungsmittel.

Nährstoffe

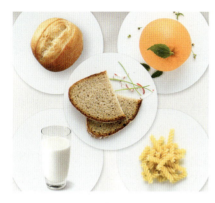

blutzucker-
erhöhend

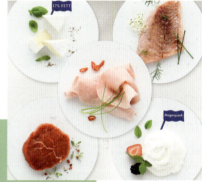

**nicht
blutzucker-
erhöhend**

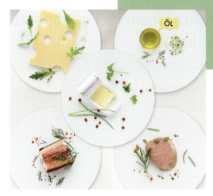
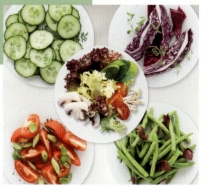

Fettreiche Nahrungsmittel

Butter ist ein fettreiches Nahrungsmittel. Weitere fettreiche Nahrungsmittel sind:

- Margarine, Öl;
- fette Fleisch- und Wurstsorten (über 20 % Fett);
- fette Fischsorten (zum Beispiel Aal, Makrele);
- fette Käsesorten (über 30 % Fett in der Trockenmasse = i. Tr.);
- Nüsse, Avocado;
- Eigelb.

Durch den Verzehr dieser Nahrungsmittel erhöht sich der Blutzucker nicht, da Fett den Blutzucker nicht ansteigen läßt.

Übergewichtige Diabetiker sollten möglichst wenig Fett essen, weil zuviel Fett die Gewichtsabnahme unmöglich werden läßt. Wenn Sie allerdings schlank sind und keine Fettstoffwechselstörung haben, können Sie in üblichen Mengen fettreiche Nahrungsmittel essen.

Fettreiche Nahrungsmittel

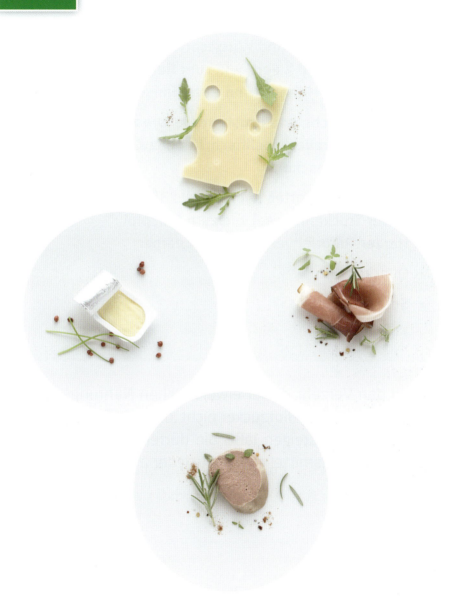

Eiweißreiche Nahrungsmittel

Hähnchenfleisch ist ein eiweißreiches Nahrungsmittel. Weitere eiweißreiche Nahrungsmittel sind:

- Magere Fleisch- und Wurstsorten (weniger als 20 % Fett) wie zum Beispiel Filet, Sülze, Hühner- und Putenfleisch;
- magere Fische und Krustentiere wie zum Beispiel Forelle, Schellfisch, Kabeljau, Krabben, Muscheln:
- magere Käsesorten (weniger als 30 % Fett in der Trockenmasse) wie zum Beispiel Harzer, kalorienverminderter Edamer;
- Quark;
- Sojaprodukte;
- Eiklar.

Durch den Verzehr dieser eiweißreichen Nahrungsmittel erhöht sich der Blutzucker nicht, da Eiweiß den Blutzucker nicht ansteigen läßt. Sie dürfen soviel eiweißreiche Nahrungsmittel essen wie jeder andere auch.

Eiweißreiche Nahrungsmittel

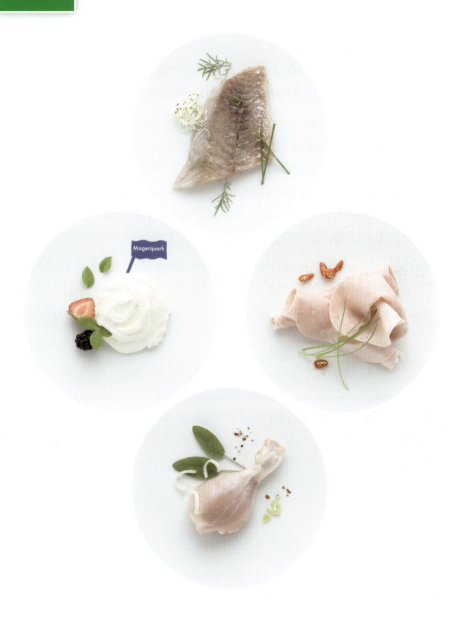

Wasserreiche Nahrungsmittel

Tomate ist ein wasserreiches Nahrungsmittel.

Weitere wasserreiche Nahrungsmittel sind alle Gemüsesorten mit Ausnahme von Kartoffeln und Zuckermais.

Die enthaltenen Mengen an Kohlenhydraten sind so gering, daß der Blutzucker durch übliche Portionen nicht ansteigt.

Hülsenfrüchte und Schwarzwurzeln haben von den Gemüsen den höchsten Gehalt an Kohlenhydraten. Der Blutzuckeranstieg ist allerdings auch bei diesen beiden so gering, daß wir Ihnen empfehlen, diese in üblichen Mengen als Beilagen nicht anzurechnen.

Kartoffeln und Zuckermais lassen den Blutzucker deutlich ansteigen, deshalb zählen sie nicht zu den wasserreichen Nahrungsmitteln.

Wasserreiche Nahrungsmittel

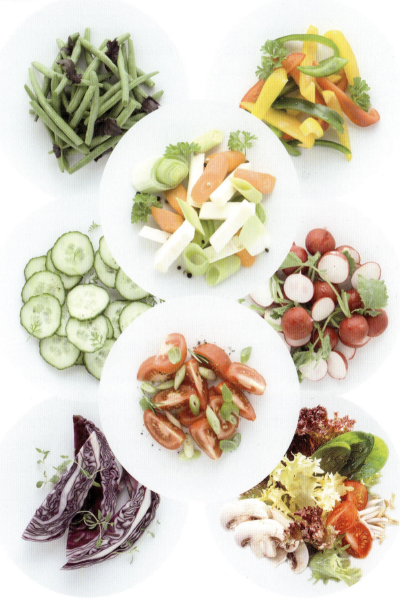

Kohlenhydratreiche Nahrungsmittel

Brot ist ein kohlenhydratreiches Nahrungsmittel. Zu den kohlenhydratreichen Nahrungsmitteln zählen weiterhin:

- alle Brotsorten, Brötchen, Knäckebrot, Gebäck, Haferflocken;
- Nudeln, Reis, Knödel;
- Kartoffeln, Zuckermais;
- Obst, Trockenobst;
- Milch und einige Milchprodukte.

Kohlenhydratreich sind auch alle Nahrungsmittel, die Zucker in Form von Traubenzucker (Glukose), Haushaltszucker (Saccharose) und Malzzucker (Maltose) enthalten. Diese Zuckerarten sind zum Beispiel in Konfitüre, Honig, Süßigkeiten, Kuchen und im Bier enthalten.

Nahrungsmittel mit Haushaltszucker (zum Beispiel Süßigkeiten, Kuchen) können im Rahmen einer Hauptmahlzeit im Austausch gegen andere Kohlenhydrate in kleinen Mengen verzehrt werden, denn durch größere Portionen könnte der Blutzucker sehr schnell und stark ansteigen.

Kohlenhydratreiche Nahrungsmittel

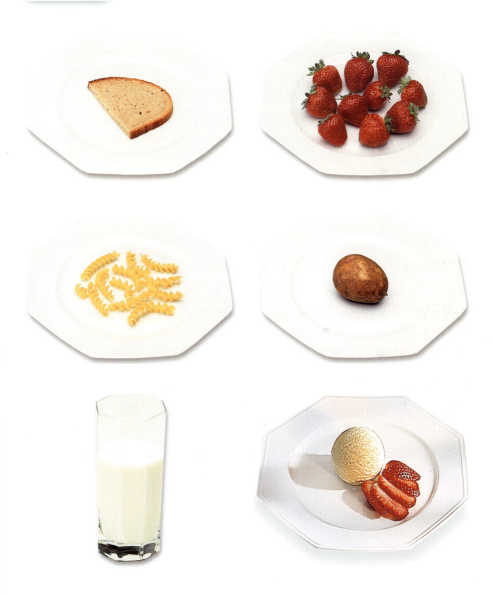

Kohlenhydrateinheit = KE

Um Insulin und Mahlzeiten aufeinander abstimmen zu können, ist es nötig, die blutzuckererhöhenden Kohlenhydrate abzuschätzen. Dabei hilft die Kohlenhydrateinheit (KE).

> **Eine Kohlenhydrateinheit entspricht zehn Gramm Kohlenhydraten.**

Kohlenhydrateinheiten sollten nicht abgewogen, sondern abgeschätzt werden. In Kohlenhydrateinheiten werden alle kohlenhydratreichen Nahrungsmittel angegeben.

So entsprechen zum Beispiel eine kleine Birne, zehn mittelgroße Erdbeeren oder ein halbes Brötchen einer KE.

Auf den folgenden Seiten sehen Sie einige Mengen an Nahrungsmitteln, die ungefähr einer Kohlenhydrateinheit entsprechen.

1 KE =

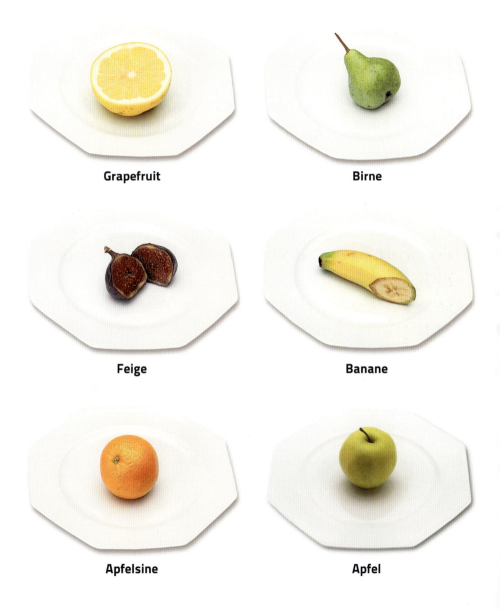

1 KE =

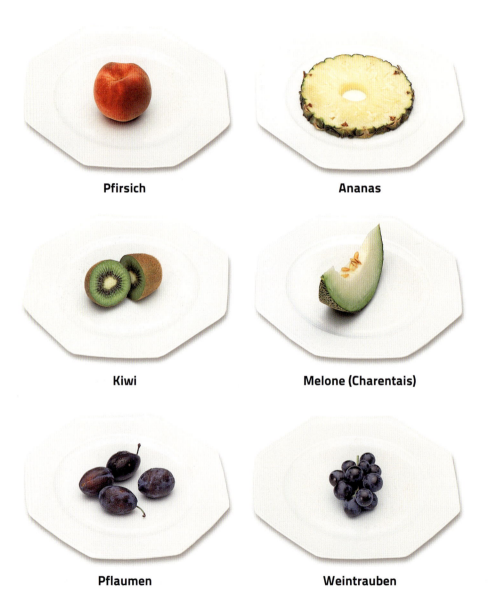

1 KE =

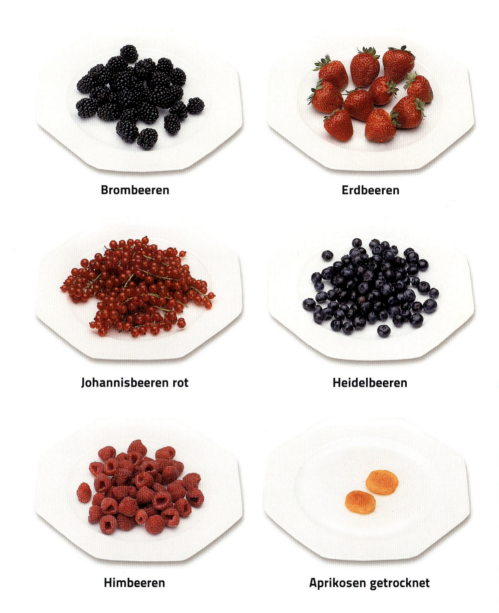

1 KE =

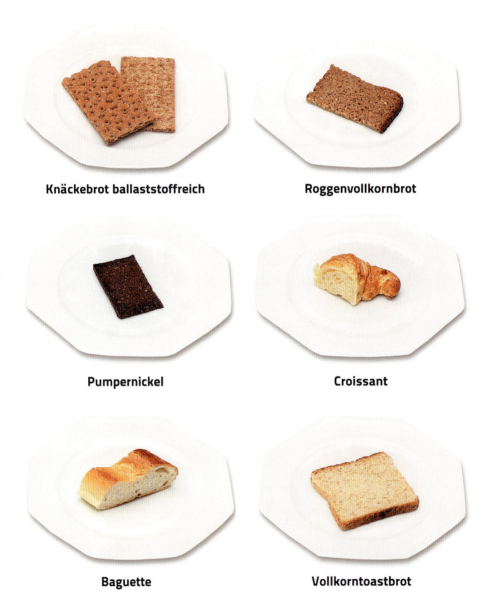

Knäckebrot ballaststoffreich	Roggenvollkornbrot
Pumpernickel	Croissant
Baguette	Vollkorntoastbrot

1 KE =

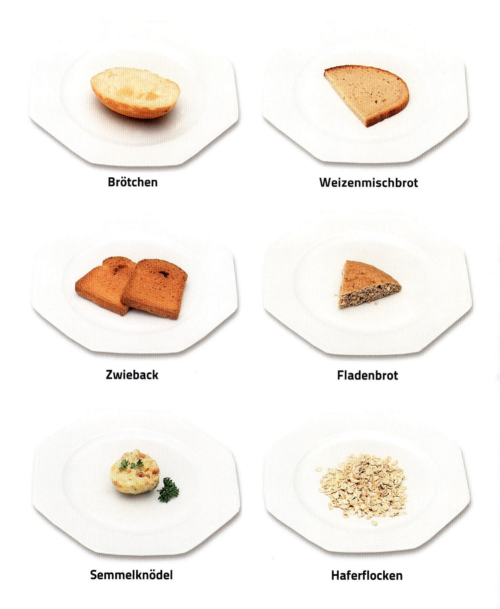

1 KE =

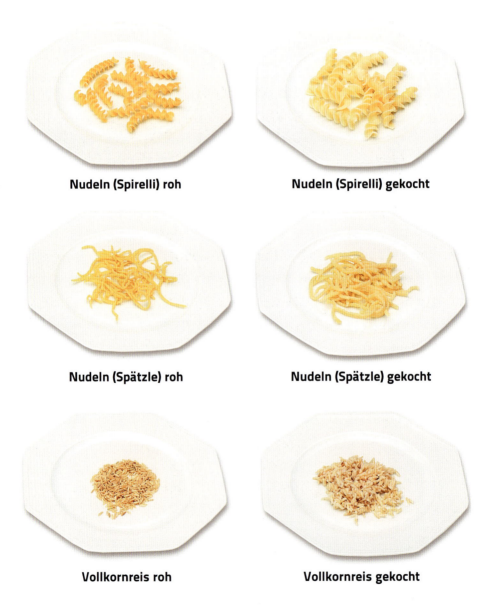

Nudeln (Spirelli) roh — Nudeln (Spirelli) gekocht

Nudeln (Spätzle) roh — Nudeln (Spätzle) gekocht

Vollkornreis roh — Vollkornreis gekocht

1 KE =

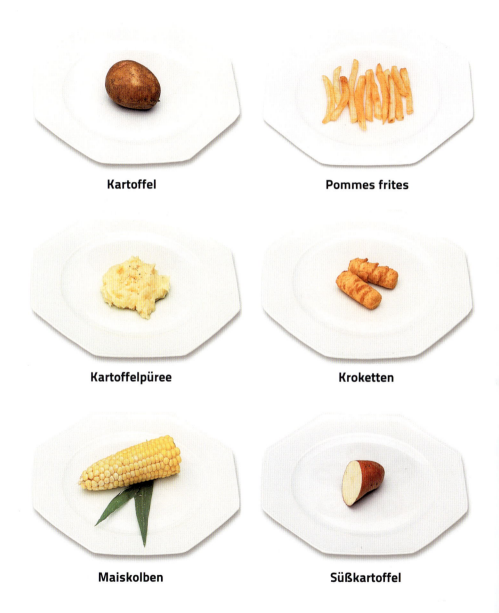

Kartoffel	Pommes frites
Kartoffelpüree	Kroketten
Maiskolben	Süßkartoffel

1 KE =

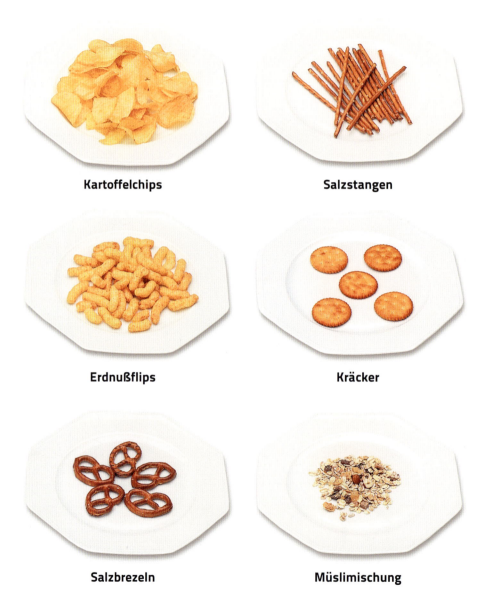

Kartoffelchips — Salzstangen

Erdnußflips — Kräcker

Salzbrezeln — Müslimischung

1 KE =

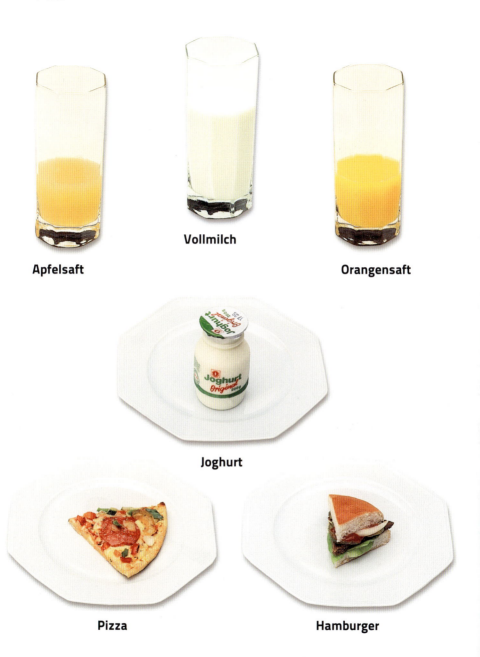

1 KE =

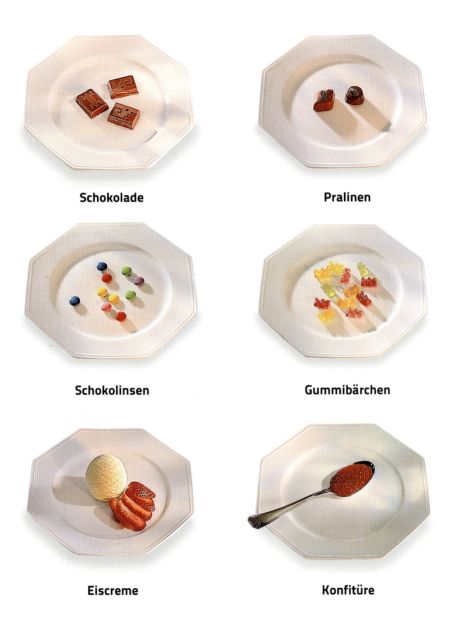

Schokolade — Pralinen

Schokolinsen — Gummibärchen

Eiscreme — Konfitüre

1 KE =

Milch und Milchprodukte		1 KE =
1 Glas	Milch	200 ml
1 Glas	Kefir	200 ml
1 Glas	Joghurt	200 ml
1 Glas	Buttermilch	200 ml

Brot, Backwaren	1 KE =	
1/2	Brötchen	20 g
1/2 Scheibe	Graubrot	20 g
1-2 Sch.*	Knäckebrot	15-25 g*

*je nach Sorte, siehe Nährwertangabe

1/2 Scheibe	Pumpernickel	25 g
1/2 Scheibe	Roggenvollkornbrot	25 g
1 Scheibe	Vollkorntoastbrot	25 g
1 Scheibe	Weißbrot	20 g
1/2 Scheibe	Weizenmischbrot	20 g
2	Zwieback	15 g
5	Kräcker	15 g
15	Salzstangen	15 g

Mehl, Teigwaren	1 KE =	
1 Eßlöffel	Buchweizen	15 g
2 Eßlöffel	Cornflakes	15 g

1 KE =

1 Eßlöffel	Gerstenkörner	15 g
1 Eßlöffel	Gerstengraupen	15 g
1 Eßlöffel	Grünkern	15 g
1 Eßlöffel	Haferkörner	15 g
1 Eßlöffel	Haferflocken	15 g
1 Eßlöffel	Hirse	15 g
1 Eßlöffel	Maismehl	15 g
1 Eßlöffel	Paniermehl	15 g
1 Eßlöffel	Puddingpulver	15 g
1 Eßlöffel	Reis, roh	15 g
2 Eßlöffel	Reis, gekocht	45 g
1 Eßlöffel	Roggenkörner	15 g
1 Eßlöffel	Roggenmehl	15 g
	Teigwaren, roh	15 g
	Teigwaren, gekocht	45 g
1 Eßlöffel	Weizenkörner	15 g
1 Eßlöffel	Weizenmehl	15 g
1 Eßlöffel	Weizengrieß	15 g

Kartoffelprodukte und Gemüse

1 hühnereigroße	Kartoffel	65 g
	Kartoffelchips	25 g
1 Eßlöffel	Kartoffelpüreepulver	15 g
2 Eßlöffel	Kartoffelpüree, zubereitet	75 g

1 KE =

	Kastanien (Maronen)	30 g
1/2	Knödel	45 g
2	Kroketten	35 g
3 Eßlöffel	Maiskörner	65 g
	Maiskolben ohne Blätter	100 g
	Pommes frites	35 g

Obst (* = mit Stein/Schale)		1 KE =
1 Scheibe	Ananas*	140 g
1 kleiner	Apfel*	90 g
1 mittlere	Apfelsine*	150 g
2-3	Aprikosen*	110 g
1/2	Banane*	70 g
1 kleine	Birne*	90 g
7 Eßlöffel	Blau-/Heidelbeeren	140 g
8 Eßlöffel	Brombeeren	140 g
10	Erdbeeren	160 g
1	Feige*	80 g
	Granatapfel*	170 g
8 Eßlöffel	Himbeeren	150 g
7 Eßlöffel	Holunderbeeren	140 g
7 Eßlöffel	Johannisbeeren, rot	140 g
1	Kakipflaume*	70 g
	Kirschen*	90 g

1 KE =

1 große	Kiwi*	110 g
	Kumquat*	70 g
	Litschi*	90 g
2	Mandarinen*	150 g
	Mango*	110 g
	Melone, Charentais*	100 g
3	Mirabellen*	70 g
1/2	Pampelmuse/Grapefruit*	170 g
1	Pfirsich*	120 g
4	Pflaumen*	90 g
7 Eßlöffel	Preiselbeeren	140 g
1	Quitte*	140 g
6 Eßlöffel	Stachelbeeren	120 g
	Tamarillo	130 g
	Wasserkastanie*	100 g
	Wassermelone*	270 g
1 Dutzend	Weintrauben	70 g

Frisch gepreßte Säfte sind wie die entsprechende Obstsorte zu bewerten. 100 ml handelsüblicher Obstsäfte (ohne Zusätze, 100 Prozent Saft) enthalten eine KE.

Wie viele KE pro Tag?

In Ihrem Diabetes-Tagebuch finden Sie ein KE-Gerüst. Dort wird Ihr Arzt eintragen, wie viele KE Sie pro Tag essen sollten.

Da bei Ihrer Insulinbehandlung die Kost auf den Wirkungsablauf des Insulins abgestimmt werden muß, sollten Sie sich möglichst an das verordnete KE-Gerüst halten. Nur so können Sie erreichen, daß Ihr Blutzucker in einem möglichst guten Bereich liegt. Denken Sie an Ihre Zwischenmahlzeiten, damit Sie keine Unterzuckerung bekommen.

Die unten aufgeführten KE-Mengen sind nur ein Beispiel. Der Arzt wird mit Ihnen besprechen, wie die KE-Verteilung bei Ihrer Insulinbehandlung aussehen sollte.

	KE
Frühstück	2
Zwischenmahlzeit	1
Mittagessen	3
Zwischenmahlzeit	1
Abendessen	2
Spätmahlzeit	1

Gewicht abnehmen

Wenn Sie an Gewicht abnehmen möchten, müssen Sie weniger Energie aufnehmen als Sie verbrauchen. Die umgangssprachliche Bezeichnung Kalorie entspricht der Maßeinheit Kilokalorie (kcal). Der Energiegehalt eines Nahrungsmittels wird in Kilokalorien oder Kilojoule angegeben. Eine Kilokalorie entspricht 4,2 Kilojoule. Nährstoffe enthalten unterschiedliche Mengen an Energie:

> **Ein Gramm Wasser liefert keine Kalorien.**
>
> **Ein Gramm Kohlenhydrate oder ein Gramm Eiweiß liefern jeweils vier Kalorien.**
>
> **Ein Gramm Alkohol liefert sieben Kalorien.**
>
> **Ein Gramm Fett liefert neun Kalorien.**

Als grobe Regel gilt, daß 9000 Nahrungskalorien einem Kilogramm Körperfett entsprechen. Wenn Sie 9000 Kalorien weniger essen als Sie verbrauchen, nehmen Sie bei deutlichem Übergewicht ein Kilogramm an Fett ab. Am meisten lohnt es sich, Nahrungsmittel einzusparen, die viele Kalorien enthalten. Verzichten Sie deshalb bei Übergewicht möglichst oft auf fettreiche Speisen und Alkohol.

Ein Gramm ... enthält ... Kilokalorien

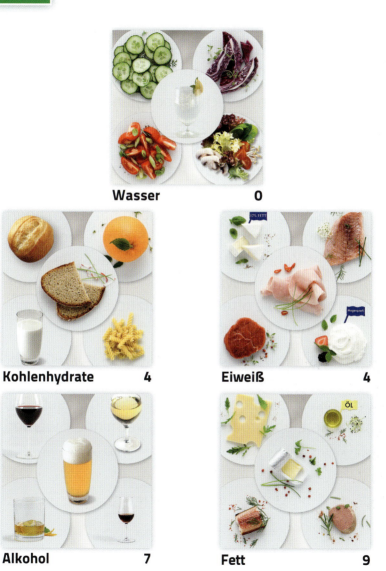

Gewicht abnehmen

Rechts sehen Sie viele verschiedene Nahrungsmittel mit jeweils 100 Kalorien. Aber Vorsicht: Die Menge Nahrungsmittel, die 100 Kalorien enthält, entspricht nicht der bei Insulinbehandlung notwendigen Berechnung in KE. Das sehen Sie rechts zum Beispiel bei den Erdbeeren. 100 Kalorien Erdbeeren entsprechen zwei KE.

Wenn Sie deutlich an Gewicht abnehmen möchten, sollten Sie dies mit Ihrem Diabetes-Spezialisten besprechen. Zum Abnehmen bietet sich eine Kost mit zirka 1200 Kalorien pro Tag an. Ihr Arzt sollte mit Ihnen zusammen festlegen, wie viele Kalorien Sie pro Tag essen sollten. Ihre Insulindosis muß unbedingt vermindert werden, wenn Sie weniger essen. Sie müssen insgesamt weniger Kohlenhydrate essen, die auf alle Mahlzeiten verteilt werden. Während der Gewichtsabnahme ist es wichtig, daß Sie öfters den Blutzucker messen, um Unterzuckerungen rechtzeitig zu erkennen.

Falls Sie bei Ihrer Behandlung mit Insulin immer mehr an Gewicht zunehmen, kann das auch daran liegen, daß Sie zuviel Insulin spritzen. Besprechen Sie in diesem Fall mit Ihrem Arzt, ob Ihre Insulindosis vermindert werden sollte.

100 Kalorien = ...

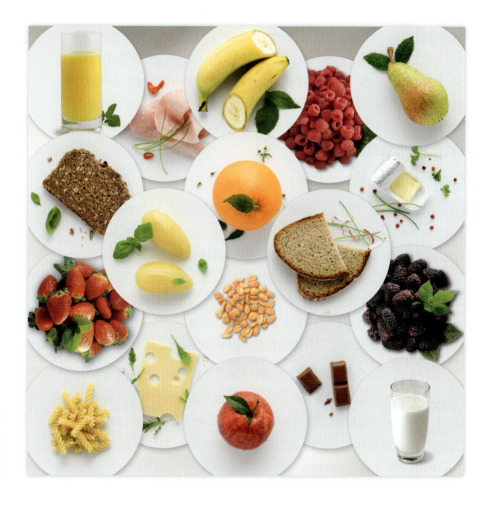

Die dargestellten Nahrungsmittelmengen enthalten jeweils 100 Kalorien.

Zucker-Ersatz

Süßstoffe:

Wenn Sie etwas süßen möchten, können Sie Süßstoff verwenden. Er hat keinen Nährwert, enthält weder Kohlenhydrate, noch liefert er Kalorien. Zu Süßstoffen zählen Saccharin, Cyclamat, Aspartam und Acesulfam. Neu ist Stevia, das aus einer südamerikanischen Pflanze gewonnen wird und 2011 in Europa zugelassen wurde. Süßstoff ist in üblichen Mengen erwiesenermaßen nicht krebserregend.

Zuckeraustauschstoffe:

Fruchtzucker (= Fruktose), Sorbit und Isomalt sind Zuckeraustauschstoffe. Zuckeraustauschstoffe werden in sogenannten Diät-Nahrungsmitteln und in Produkten verwendet, die speziell für Diabetiker angeboten werden. Diese Produkte sollten Sie nicht verwenden. Manche Diätprodukte mit Zuckeraustauschstoffen können Blähungen und Durchfall hervorrufen.

Zuckeraustauschstoffe haben fast so viele Kalorien wie Haushaltszucker. Wenn Sie Gewicht abnehmen wollen, sind Zuckeraustauschstoffe für Sie daher sehr ungünstig. Greifen Sie deshalb besser zu Nahrungsmitteln, die kalorienvermindert sind.

Zucker-Ersatz

Zucker-austauschstoffe	Süßstoffe
Fruchtzucker Sorbit Isomalt	Acesulfam Aspartam Cyclamat Saccharin Stevia
Kalorien	Keine Kalorien

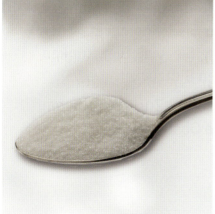
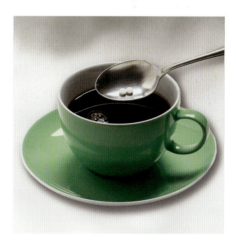

Alkohol

Größere Mengen Alkohol stören die Arbeit der Leber. Wenn man viel Alkohol getrunken hat, kann die Leber nicht mehr so viel Zucker ins Blut abgeben wie üblich. Deshalb kann nach Alkoholkonsum eine Unterzuckerung auftreten. Das heißt nicht, daß Sie nie mehr Alkohol anrühren dürfen.

Von alkoholische Getränken, die den Blutzucker nicht erhöhen, können Sie ein bis zwei Glas trinken. Dies sind zum Beispiel trockene Weine und Sekte, trockener Champagner, Cognac, Aquavit, Korn, Whiskey, Brandy, Calvados. Außer Dessertweinen sind alle französischen, italienischen und spanischen Weine trocken. Zum Beispiel enthält ein roter trockener Bordeaux-Wein nur zirka drei Gramm Traubenzucker pro Liter. Durch die geringen Mengen an Traubenzucker von ein bis zwei Glas Wein, die Sie im Laufe eines Abends trinken, ist keine Veränderung des Blutzuckers zu erwarten. Problemlos können Sie auch ein Glas (0,2 Liter) Bier im Rahmen einer Mahlzeit trinken. Für ein Glas Bier sollten Sie keine zusätzlichen Insulineinheiten spritzen. Wenn Sie viel Bier trinken, erhöht der Malzzucker im Bier den Blutzucker.

Ungünstig sind alle Alkoholika, die viel Zucker enthalten, wie Liköre, süße Sektsorten, süße Obstweine.

Anpassung der Insulindosis

Sie sollten in der Lage sein, Ihre Insulindosis selbst dem Bedarf anzupassen.

Dies geht allerdings nur, wenn Sie Blutzuckerselbstkontrollen durchführen; denn die von Ihnen gemessenen Werte liefern die Grundlage für eine erfolgreiche Anpassung der Insulindosis.

Die Selbstanpassung der Insulindosis ist nicht so einfach. Auf alle Fälle sollten Sie an einem Behandlungs- und Schulungsprogramm teilgenommen haben, in dem Sie die Anpassung der Insulindosis erlernen konnten.

Auf der nächsten Seite sehen Sie ein Beispiel für die Anpassung der Insulindosis.

Versuchen Sie, selbst die richtige Lösung zu finden, bevor Sie die Auflösung anschauen.

Unterzuckerung mittags

Unten sehen Sie ein Beispiel. Sie spritzen morgens 30 Einheiten und abends 12 Einheiten Mischinsulin. Montagmittag haben Sie plötzlich einen Schweißausbruch und Heißhunger. Sie haben Ihren Blutzucker gemessen, und dieser lag bei 50 mg/dl (2,8 mmol/l).

Was können die Ursachen/Gründe sein?

Haben Sie Ihr zweites Frühstück vergessen?

Haben Sie sich mehr bewegt als sonst?

Haben Sie versehentlich zuviel Insulin gespritzt?

Wenn Sie die Ursache gefunden haben, wenn Sie zum Beispiel Ihr zweites Frühstück vergessen haben, ändern Sie nicht die Insulindosis, sondern halten Sie am nächsten Tag die KE richtig ein.

Datum	Uhrzeit	morgens	mittags	abends	Bemerkungen
Mo	BZ mg/dl	150	50 + 2 KE	120	12.00 Uhr: Schweißausbruch, Heißhunger
	BZ mmol/l	8,3	2,8 + 2 KE	6,7	
	Insulin	30		12	

Insulindosis vermindern

Unten sehen Sie die Lösung. Am Montagmittag haben Sie zwei KE gegessen, um die Unterzuckerung zu behandeln. Abends lag der Blutzucker bei 120 mg/dl (6,7 mmol/l). Wenn die genannten Ursachen für die Unterzuckerung ausscheiden, sollten Sie Ihre Insulindosis vermindern, und zwar das Insulin, das für die Unterzuckerung verantwortlich war: das morgens gespritzte Insulin. Vermindern Sie dieses Insulin um ein Zehntel (dieses Zehntel auf eine gerade Zahl aufrunden). In diesem Fall würden Sie vier Einheiten Mischinsulin morgens weniger spritzen. Wenn Sie auch abends Insulin spritzen, kann es nachts zu Unterzuckerungen kommen. Wenn Sie glauben, in der Nacht eine Unterzuckerung zu haben, messen Sie bitte Ihren Blutzucker. Bei einer Unterzuckerung nachts muß die abendliche Insulindosis um ein Zehntel (dieses Zehntel auf eine gerade Zahl aufgerundet) vermindert werden. Besprechen Sie, wenn Sie Unterzuckerungen haben, mit Ihrem Arzt, wie Ihre Insulindosis vermindert werden kann.

Datum	Uhrzeit	morgens	mittags	abends	Bemerkungen
Mo	BZ mg/dl	150	50 + 2 KE	120	12.00 Uhr:
	BZ mmol/l	8,3	2,8 + 2 KE	6,7	Schweißausbruch,
	Insulin	30		12	Heißhunger
Di	BZ mg/dl	160	100	140	
	BZ mmol/l	8,9	5,6	7,8	
	Insulin	26		12	

Körperliche Bewegung

Wenn ein Nichtdiabetiker sich wesentlich mehr bewegt als sonst, verbrennen die Muskeln viel mehr Glukose. In der **Leber** wird Glukose in Form von Glykogen gespeichert. Rechts im Bild ist in der **Leber** der Glykogenvorrat als weißer Stapel von Zuckerstückchen zu sehen. Bei körperlicher Bewegung kann dieser Vorrat an das Blut abgegeben werden.

Bei Bewegung wird weniger **Insulin** von der **Bauchspeicheldrüse** abgegeben. Weniger Insulin erlaubt der **Leber**, mehr Glukose an das **Blut** abzugeben. Bei Bewegung kann die Aufnahme von Glukose in die **Muskelzellen** auch ohne zusätzliches Insulin erheblich gesteigert werden (dargestellt durch die zwei geöffneten Zellen ohne Schlüssel).

Bei Ihrer Behandlungsform des Diabetes wird das gespritzte Insulin bei Bewegung nicht automatisch vermindert: Es ist zuviel Insulin im Blut, der Blutzucker sinkt dadurch ab, und Sie können eine Unterzuckerung bekommen.

Lassen Sie sich deswegen aber die Freude am Sport oder an anderer körperlicher Bewegung nicht verderben. Mit Ihrer modernen Insulinbehandlung und den nötigen vorbeugenden Maßnahmen können Sie genauso aktiv sein wie Nichtdiabetiker.

Körperliche Bewegung

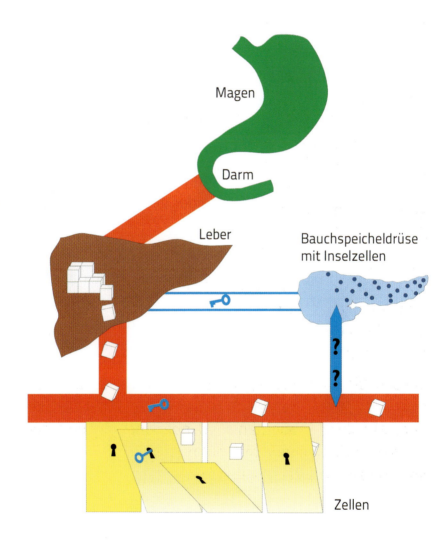

Körperliche Bewegung

Je nach Dauer der geplanten außergewöhnlichen Bewegung sind bei Ihrer Form der Insulinbehandlung unterschiedliche Maßnahmen zur Vorbeugung einer Unterzuckerung nötig:

1. Vor kurz dauernder außergewöhnlicher Bewegung sollten Sie deshalb vorbeugend zusätzliche Kohlenhydrate essen (meist reichen zwei KE aus).

2. Vor länger dauernder außergewöhnlicher Bewegung sollten Sie deutlich weniger Insulin spritzen, um Unterzuckerungen zu vermeiden.

Vor einer Tageswanderung kann es zum Beispiel erforderlich sein, nur die Hälfte der gewohnten Insulindosis morgens zu spritzen.

Messen Sie insbesondere bei länger dauernder Bewegung Ihren Blutzucker, und führen Sie immer ausreichend Traubenzucker mit sich, um Unterzuckerungen rechtzeitig erkennen und behandeln zu können.

Körperliche Bewegung

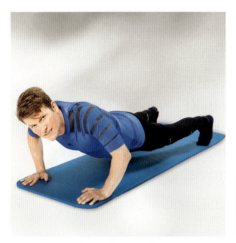

kurz dauernd:
vorher 2 KE essen

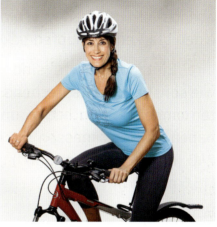

lang dauernd:
nur zirka 50% Insulin spritzen

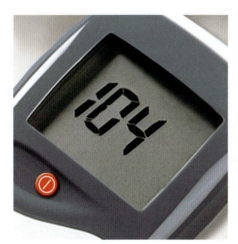

Blutzucker messen

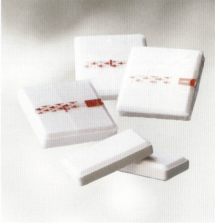

Traubenzucker mitführen

Hoher Blutzucker bei Erkrankungen

Wenn Sie erkranken und Ihre Blutzuckerwerte stark ansteigen, müssen Sie Ihren Arzt benachrichtigen. Meist wird er Ihre Insulindosis erhöhen.

Nehmen wir an, Sie spritzen morgens 20 Einheiten und abends 12 Einheiten Mischinsulin. Sie haben Dienstag einen starken Schnupfen bekommen.

Ihre Blutzuckerwerte sind angestiegen, obwohl Sie wie sonst auch entsprechend dem KE-Plan die Mahlzeiten eingenommen haben und sich wie üblich bewegt haben. Mittags messen Sie einen Blutzuckerwert von 240 mg/dl (13,3 mmol/l) und abends 280 mg/dl (15,6 mmol/l).

Was tun Sie?

Datum	Uhrzeit	morgens	mittags	abends	Bemerkungen
Mo	BZ mg/dl	160	140	180	
	BZ mmol/l	8,9	7,8	10,0	
	Insulin	20		12	
Di	BZ mg/dl	220	240	280	Starker Schnupfen
	BZ mmol/l	12,2	13,3	15,6	
	Insulin	20		12	

Insulindosis erhöhen

Bei Erkrankungen kann der Blutzucker ansteigen. Durch den starken Schnupfen waren auch am Mittwochmorgen die Blutzuckerwerte erhöht.

Nüchtern haben Sie einen Blutzuckerwert von 260 mg/dl (14,4 mmol/l) gemessen. Sie haben früh morgens Ihren Hausarzt aufgesucht.

Ihr Hausarzt hat eine Erhöhung der morgendlichen Insulindosis vorgeschlagen. In diesem Beispiel wurde die Dosis morgens um ein Zehntel (zwei Einheiten) auf 22 Einheiten erhöht.

Informieren Sie immer, wenn Ihr Blutzucker stark angestiegen ist, Ihren Arzt, damit er die Insulindosis überprüft.

Datum	Uhrzeit	morgens	mittags	abends	Bemerkungen
Mo	BZ mg/dl	160	140	180	
	BZ mmol/l	8,9	7,8	10,0	
	Insulin	20		12	
Di	BZ mg/dl	220	240	280	Starker Schnupfen
	BZ mmol/l	12,2	13,3	15,6	
	Insulin	20		12	
Mi	BZ mg/dl	260	200	180	Hausarzt
	BZ mmol/l	14,1	11,1	10,0	
	Insulin	22		12	

Der Blutzucker entgleist

Wenn die Blutzuckerwerte sehr hoch ansteigen, kommt es zunächst zu deutlichen Zeichen einer Stoffwechselentgleisung wie Abgeschlagenheit, Müdigkeit und einer vermehrten Urinbildung. Steigt der Blutzucker weiter, kann es zu einer Trübung des Bewußtseins und völliger Bewußtlosigkeit (diabetisches Koma) kommen.

Wenn Sie regelmäßig selbst Ihren Blutzucker messen, bemerken Sie eine schwere Entgleisung des Stoffwechsels früh genug, um Ihren Arzt um Rat zu fragen. Bei sehr hohen Blutzuckerwerten (oder Urinzuckerwerten) wird er Ihnen zusätzlich Normalinsulin (kurzwirkendes Insulin) verordnen und Ihnen raten, viel Wasser zu trinken. Dies ist wichtig, weil Sie über die vermehrte Ausscheidung von Urin Wasser verlieren.

Zu einer schweren Entgleisung des Stoffwechsels kann es zum Beispiel kommen, wenn Sie wegen einer schweren fieberhaften Erkrankung Bettruhe benötigen. Dann reicht das übliche Insulin nicht mehr aus, weil Sie bei Fieber mehr Insulin brauchen und Sie sich weniger bewegen als sonst.

Wenn Sie krank sind, ist die regelmäßige Selbstmessung des Blutzuckers für Sie besonders wichtig.

Intensivierte Insulinbehandlung

Die meisten Patienten mit Typ-1-Diabetes spritzen vor den Hauptmahlzeiten kurzwirkendes Insulin (Normalinsulin) und zweimal täglich (morgens sowie vor dem Schlafengehen) langwirkendes Insulin (NPH-Verzögerungsinsulin). Sie messen vor den Mahlzeiten den Blutzucker und spritzen eine auf die gewünschte KE-Menge abgestimmte Dosis Normalinsulin. Vorteil ist, daß man Zeitpunkt und Art der Mahlzeit freier bestimmen kann.

Für die Vorteile der intensivierten Insulinbehandlung muß man die Nachteile in Kauf nehmen, viermal täglich den Blutzucker zu messen und bis zu viermal täglich Insulin zu spritzen. Wenn Sie sich für diese Form der Insulinbehandlung entscheiden, sprechen Sie mit Ihrem Arzt darüber. In diesem Fall wäre folgendes Buch für Sie richtig:

Mein Buch über den Diabetes mellitus

Verlag Kirchheim, Mainz, siehe letzte Umschlagseiten.

Sie sollten hierfür an einem entsprechenden Behandlungs- und Schulungsprogramm teilnehmen.

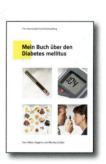

Folgeschäden durch den Diabetes

Wenn die Blutzuckerwerte über Jahre erhöht sind, kann dies zu Folgeschäden vor allem an den kleinen Blutgefäßen und den Nerven führen.

Die Folgeschäden bestehen in einer Durchblutungsstörung der kleinsten Gefäße (diabetische Mikroangiopathie). Das Ausmaß der Schädigung dieser Blutgefäße kann der Arzt beurteilen, indem er sich den Augenhintergrund mit dem Augenspiegel ansieht.

Eine Schädigung der Augen durch den Diabetes nennt man diabetische Retinopathie.

Die Nieren können durch über eine lange Zeit erhöhte Blutzuckerwerte ebenfalls geschädigt werden. Der Fachbegriff für eine solche Schädigung heißt diabetische Nephropathie. Im Verlauf dieser Nierenschädigung kann ein hoher Blutdruck auftreten.

Auch die Nerven können durch zu hohe Blutzuckerwerte geschädigt werden. Das Schmerz- und Temperaturempfinden an den Füßen läßt nach.

Eine Schädigung der fühlenden Nerven durch den Diabetes wird diabetische Neuropathie genannt.

Folgeschäden des Diabetes

Augen:
Diabetische Retinopathie

Nieren:
Diabetische Nephropathie

Füße:
Diabetische Neuropathie

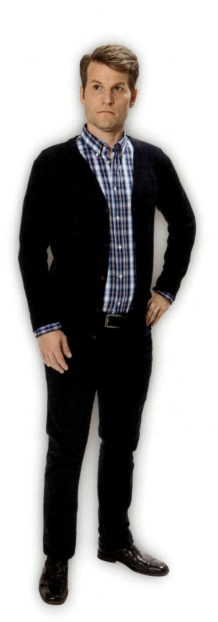

Retinopathie = Netzhautschädigung

Besonders schwerwiegend wirken sich die diabetesbedingten Folgeschäden am Auge aus. Wenn der Blutzucker über viele Jahre erhöht war, können Durchblutungsstörungen und Blutungen in der Netzhaut auftreten. Beginnende diabetesbedingte Folgeschäden an der Netzhaut verursachen noch keine spürbaren Beschwerden. Durch fortgeschrittene Veränderungen bei erhöhten Blutzuckerwerten können aber Sehstörungen und im schlimmsten Fall eine Erblindung verursacht werden.

Um Veränderungen des Augenhintergrundes rechtzeitig zu erkennen, sollte Ihr Augenarzt einmal jährlich (bei bestehenden Augenschäden häufiger) die Netzhaut untersuchen. Denn einige dieser Folgeschäden kann man mit Lasern behandeln und so eine weitere Verschlechterung des Sehens aufhalten. Netzhautschäden treten heute dank besserer Behandlung seltener auf.

Patienten mit Diabetes bekommen häufiger eine Trübung der Augenlinse (grauer Star). Erstes Zeichen ist oft ein Schimmer über allem, was man sieht. Häufiger Grund für Kopfschmerzen und Sehstörungen in höherem Lebensalter ist das Glaukom (grüner Star, hoher Augeninnendruck). Fragen Sie Ihren Augenarzt danach.

Diabetische Neuropathie = Nervenschädigung

Auch die Nerven können als Folge des Diabetes geschädigt werden. Das Schmerz- und Temperaturempfinden an den Füßen läßt nach. Die Füße eines Patienten, der an einer diabetesbedingten Nervenschädigung leidet, sind in zweifacher Hinsicht gefährdet:

> **Druckstellen im Schuh oder Fußverletzungen werden nicht rechtzeitig gespürt;**
>
> **bereits eingetretene Verletzungen heilen schlecht.**

Ihr Hausarzt kann feststellen, ob bei Ihnen eine diabetesbedingte Nervenschädigung besteht:

Mit einer speziellen medizinischen Stimmgabel wird das Vibrationsempfinden am Fuß überprüft.

Mit Hilfe eines Nylonfadens (Monofilament) erfolgt eine Untersuchung des Berührungssinns und mit einem Metall-Kunststoff-Stift wird das Temperaturempfinden überprüft.

Falls Sie bereits eine Nervenschädigung durch den Diabetes an den Füßen haben, gelten für Sie die auf den nächsten Seiten folgenden Regeln für die Fußpflege.

Fußpflege: bitte so!

Verwenden Sie zum Kürzen der Fußnägel Nagelfeilen. Starke Verhornung der Haut sollten Sie mit den rechts abgebildeten Hornhautfeilen beseitigen. Auch Bimstein eignet sich hierzu.

Um Verletzungen rechtzeitig zu bemerken, sollten Sie (oder Angehörige) täglich Ihre Füße anschauen. Die Fußsohle können Sie, wie rechts dargestellt, mit einem Spiegel ansehen.

Waschen Sie Ihre Füße täglich, aber prüfen Sie die Badewassertemperatur mit einem Thermometer. Nach dem Waschen sollten Sie die Füße gründlich abtrocknen, auch zwischen den Zehen. Wenn Sie unter spröder, trockener Haut leiden, können Sie anschließend entweder eine harnstoffhaltige Creme oder eine Fettcreme verwenden. Wegen der Gefahr von Fußpilz sollten Sie nicht zwischen den Zehen cremen. Falls Sie unter kalten Füßen leiden, können Sie Bettsocken tragen oder Fußgymnastik durchführen (weiter hinten im Buch finden Sie Beispiele für eine Fußgymnastik).

Die beiden unteren Bilder rechts zeigen Spezialschuhe für Patienten mit ausgeprägter diabetischer Nervenstörung. Diese Schuhe werden mit sehr weicher Innensohle gefertigt und haben innen keine Nähte, die drücken könnten.

Bei Nervenstörungen: bitte so!

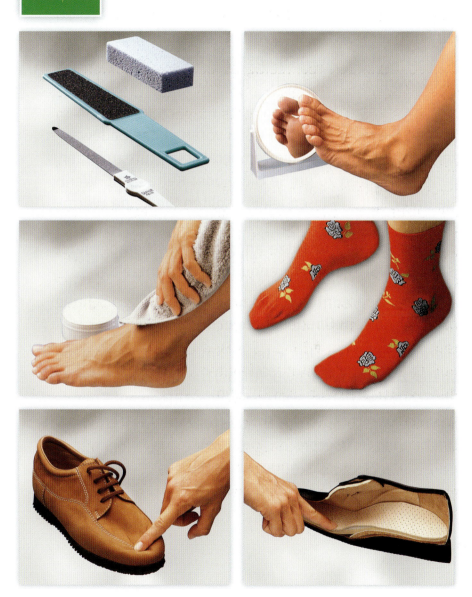

Fußpflege: so nicht!

Bei bestehender Nervenschädigung durch den Diabetes sollten Sie keine Scheren, Hornhauthobel oder andere schneidende Werkzeuge benutzen, um Ihre Fußnägel zu kürzen oder übermäßige Verhornung der Haut zu entfernen. Laufen Sie nicht barfuß, denn Sie bemerken nicht, wenn Sie sich durch scharfe Gegenstände, die auf dem Boden liegen, verletzen.

Steigen Sie nicht mit den Füßen voran in das Badewasser, ohne es zuvor auf die Temperatur geprüft zu haben, denn Sie spüren zu große Hitze oder Kälte nicht. Wenn Sie unter kalten Füßen leiden, sollten Sie keine Wärmflaschen, Heizkissen oder Heizdecken benutzen. Weil die Empfindung für Hitze an den Füßen herabgesetzt ist, spüren Sie eine Verbrennung nicht rechtzeitig.

Auf den beiden unteren Bildern sind sehr enge Schuhe mit sehr hartem Oberleder abgebildet:

Hierdurch können Druckstellen am Fuß entstehen, die später zu einem Geschwür (Ulcus) führen können. Bevor Sie Schuhe anziehen, sollten Sie diese innen auf Fremdkörper, vorstehende Nähte, störende Falten oder Unebenheiten überprüfen.

Vorsicht bei Nervenstörungen

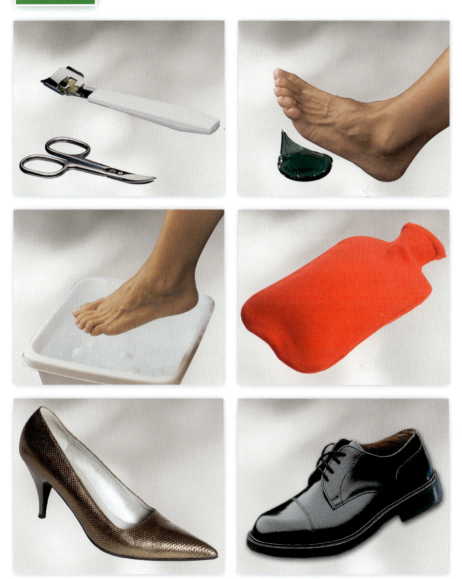

Bei Fußverletzungen

Zögern Sie nie, selbst wegen kleiner Verletzungen an den Füßen Ihren Arzt aufzusuchen. Bei Nervenschädigung durch den Diabetes können auch kleine Verletzungen an den Füßen ernste Folgen haben.

Deshalb sollten Sie nicht abwarten, daß Wunden an den Füßen von allein heilen, denn jeder Tag zu spät kann gefährlich sein.

Falls eine Wunde am Fuß schlecht heilt, muß dieser Fuß völlig entlastet werden.

Dazu ist nicht unbedingt Bettruhe nötig. Diabetes-Spezialisten können Teilfuß-Entlastungsschuhe anpassen, die den Bereich des Geschwürs am Fuß von jeder Belastung freihalten.

Bei fachgerechter und rechtzeitiger Behandlung können Geschwüre an den Füßen, die durch eine diabetesbedingte Nervenschädigung entstanden sind, sehr gut behandelt werden. Viele dieser Amputationen erfolgen immer noch wegen nicht rechtzeitig durchgeführter Behandlung.

Bei Fußverletzungen

Mit Wunden
an den Füßen
zum Arzt!

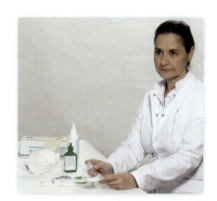

Jeder Tag
zu spät kann
gefährlich sein!

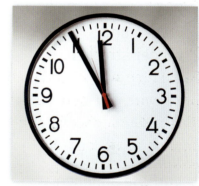

Schlecht heilende
Wunden
an den Füßen
völlige Entlastung!

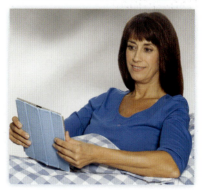

Fußgymnastik

Ausgangsstellung: Sie sitzen aufrecht auf einem Stuhl (den Rücken nicht anlehnen).

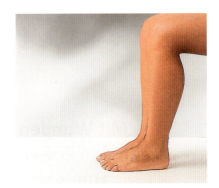

Übung 1 (10mal)
1. Die Zehen beider Füße auf dem Boden krallen und
2. wieder strecken.

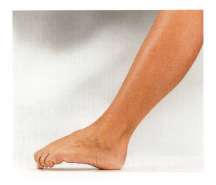

Übung 2 (10mal)
1. Vorfüße anheben, Fersen bleiben auf dem Boden.
2. Vorfüße aufsetzen, Fersen anheben und wieder absetzen.

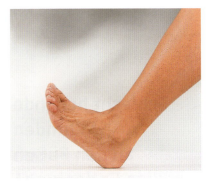

Fußgymnastik

Übung 3 (10mal)
1. Vorfüße anheben.
2. Füße im Sprunggelenk nach außen drehen.
3. Füße auf den Boden
4. und zur Mitte.

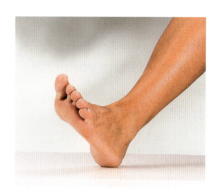

Übung 4 (10mal)
1. Fersen anheben.
2. Fersen nach außen drehen.
3. Fersen aufsetzen
4. und zur Mitte.

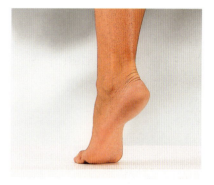

Übung 5 (je Bein 10mal)
1. Ein Knie anheben.
2. Bein strecken.
3. Fuß strecken.
4. Fuß wieder aufsetzen, abwechselnd links/rechts.

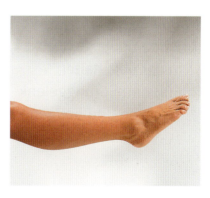

Fußgymnastik

Übung 6 (je Bein 10mal)
Aus der Ausgangsstellung (siehe vorletzte Seite)
1. Bein gestreckt in der Luft halten.
2. Fußspitze zur Nase zeigen lassen.

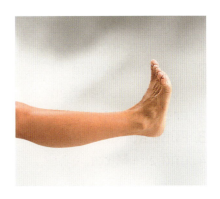

Übung 7 (10mal)
Wie die vorige Übung - diesmal mit beiden Beinen gleichzeitig.

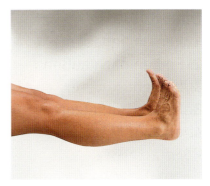

Übung 8 (10mal)
1. Beide Beine gestreckt in der Luft halten.
2. Füße im Sprunggelenk strecken und beugen.

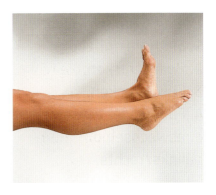

Fußgymnastik

Übung 9 (je Bein 10mal)
1. Bein gestreckt anheben.
2. Fuß im Sprunggelenk kreisen lassen.
3. Mit dem Fuß Zahlen in die Luft schreiben.

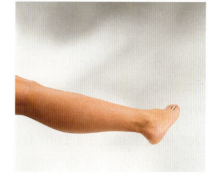

Übung 10 (einmal)
Eine Zeitungsseite mit bloßen Füßen zu einem festen Ball knüllen. Dann wieder glatt streichen und mit den Füßen zerreißen.

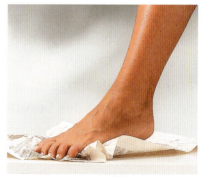

Aufräumen:
Schnipsel mit den Füßen auf eine zweite Zeitungsseite legen. Alles mit den Füßen zu einem Ball zusammenpacken.

Nierenschädigung durch den Diabetes

Eine Nierenschädigung durch den Diabetes nennt man diabetische Nephropathie. Bester Schutz vor einer Nierenschädigung ist eine gute Einstellung des Diabetes, denn die für den Diabetes typische Nierenschädigung entsteht durch über lange Zeit erhöhte Blutzuckerwerte.

Der Arzt kann als sehr frühes Anzeichen einer Nierenschädigung eine erhöhte Eiweißausscheidung im Urin (Mikroalbuminurie) erkennen. Bei älteren Menschen muß es sich nicht immer um eine Nierenschädigung durch den Diabetes handeln, wenn eine Mikroalbuminurie vorliegt. Andere mögliche Ursachen wird Ihr Arzt mit Ihnen besprechen. Erst wesentlich später kommt es zu einer Erhöhung des Serum-Kreatinins. Dies ist ein Wert, den Ihr Arzt im Blut bestimmt, der anzeigt, daß die Nieren nicht mehr ausreichend arbeiten. Falls bei Ihnen eine diabetesbedingte Nierenschädigung besteht, kann eine Röntgenuntersuchung mit Kontrastmitteln schädlich sein.

Im Verlauf der Nierenschädigung kann sich ein erhöhter Blutdruck (Hypertonie) entwickeln. Gute Behandlung eines erhöhten Blutdrucks kann ein Fortschreiten der Nierenschädigung aufhalten. Auch eine gute Diabeteseinstellung ist unverzichtbar, um eine weitere Schädigung der Nieren zu verhindern.

Bluthochdruck

Das Herz pumpt das Blut durch die Blutgefäße, indem es sich zirka 70mal pro Minute zusammenzieht und wieder erschlafft. Beim Zusammenziehen des Herzmuskels entsteht in den Schlagadern (Arterien) der obere Blutdruckwert (systolischer Blutdruck genannt). Wenn sich der Herzmuskel wieder entspannt, entsteht der untere Blutdruckwert (diastolischer Blutdruck). Ein normaler Blutdruck liegt unter 140/90 mmHg. Bei Patienten mit Diabetes sollte der Blutdruck unter 130/80 mmHg (mm Quecksilbersäule, Maßeinheit des Blutdrucks) liegen. Erhöht ist der Blutdruck bereits, wenn einer der beiden Werte überschritten ist. Eine Hypertonie besteht, wenn durch mehrere Messungen an verschiedenen Tagen zu hohe Blutdruckwerte ermittelt wurden. Ihr Blutdruck sollte dauerhaft unter 140 mmHg systolisch und unter 90 mmHg diastolisch liegen. Werte unter 120/70 mmHg sollten insbesondere nicht bei Patienten mit koronarer Herzerkrankung angestrebt werden. Bei Menschen von 80 Jahren oder darüber sollten systolische Werte unter 150 mmHg abhängig vom allgemeinen Gesundheitszustand angestrebt werden (Empfehlung der Deutschen Gesellschaft für Hypertonie und Prävention 2012). Bleibt eine Hypertonie über Jahre unbehandelt, kommt es häufiger zu Schäden am Herzen und den Arterien: zu Herzversagen, Herzinfarkt, Schlaganfällen, Gefäßverschlüssen und Nierenversagen. Deshalb muß Bluthochdruck gut behandelt werden.

Studie zur Hypertonie bei Typ-2-Diabetes

In Großbritannien wurde bei über 1000 Patienten mit Typ-2-Diabetes und Bluthochdruck untersucht, welchen Erfolg die Behandlung der Hypertonie bei Diabetes hat. Die Studie hieß UKPDS (United Kingdom Prospective Diabetes Study).

Bei der Hälfte der Patienten sollte durch intensive Behandlung der Blutdruck unter 150/85 mmHg gesenkt werden. Die andere Hälfte der Patienten sollte Blutdruckwerte unter 180/105 mmHg aufweisen. Über neun Jahre wurde bei der ersten Gruppe im Mittel ein Blutdruck von 144/82 mmHg erreicht; die zweite Gruppe erzielte 152/87 mmHg.

In den neun Jahren wurde genau untersucht, welche Krankheiten bei den beiden Gruppen auftraten. Dabei wurde besonders darauf geachtet, zu wie vielen Herzinfarkten und Schlaganfällen es kam und ob ein Fortschreiten der Folgeschäden des Diabetes durch eine bessere Behandlung der Hypertonie und damit niedrigere Blutdruckwerte aufgehalten werden konnte.

Die Ergebnisse dieser Untersuchung wurden 1998 veröffentlicht; der Erfolg der Behandlung der Hypertonie übertraf die Erwartungen.

Überzeugende Ergebnisse der Studie

In der ersten Gruppe von Patienten, die im Mittel Blutdruckwerte von 144/82 mmHg erreichten, kam es zu einer überzeugenden Verminderung von Erkrankungen:

> **44 Prozent weniger Schlaganfälle**
>
> **56 Prozent weniger Herzversagen**
>
> **47 Prozent seltener Verschlechterung der Sehkraft**
>
> **34 Prozent seltener Verschlechterung einer diabetischen Retinopathie**
>
> **32 Prozent weniger durch den Diabetes bedingte Todesfälle**

Diese Ergebnisse sollten Patienten und Ärzte davon überzeugen, daß Erkennung und gute Behandlung von Bluthochdruck bei Patienten mit Typ-2-Diabetes lebenswichtig sind.

Behandlung des hohen Blutdrucks

Wenn bei Ihnen eine Hypertonie besteht, sollten Sie an einem Behandlungs- und Schulungsprogramm teilnehmen. Dort lernen Sie, Ihren Blutdruck selbst zu messen. Oft ist es möglich, leichten Bluthochdruck ohne Medikamente zu senken, und zwar durch Gewichtsabnahme bei Übergewicht, Vermeiden von viel Alkohol und gegebenenfalls salzarme Kost. Vorteil einer solchen Blutdrucksenkung ist, daß sie im Gegensatz zur Behandlung mit Medikamenten - keine Nebenwirkungen haben kann.

Falls dies nicht zu normalen Blutdruckwerten führt, muß eine Behandlung mit blutdrucksenkenden Medikamenten begonnen werden. Schwere Hypertonie sollte wegen großer Gefahr von Schlaganfällen und Herzversagen sofort mit Medikamenten behandelt werden. Das Schulungsprogramm unterrichtet Sie über Wirkungsweise und Nebenwirkungen Ihrer Medikamente zur Behandlung der Hypertonie.

Zu diesem Thema ist
**Mein Buch über den
hohen Blutdruck**

von Monika Grüßer und
Viktor Jörgens erschienen,
siehe letzte Umschlagseiten.

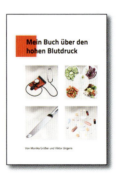

Typ-2-Diabetes und Herzinfarkt

Das Risiko für einen Typ-2-Diabetiker, einen Herzinfarkt zu bekommen, ist deutlich erhöht. Auch Rauchen, hoher Blutdruck und Bewegungsmangel sind Risikofaktoren für einen Herzinfarkt.

Wie vermindern Sie das Herzinfarkt-Risiko? Indem Sie einen normalen Blutdruck erreichen, das Rauchen aufgeben und körperlich aktiver werden. Nach neuesten Studienergebnissen ist das Risiko für Typ-2-Diabetiker, die bereits einen Herzinfarkt hatten, an einem erneuten Herzinfarkt zu sterben, deutlich geringer, wenn sehr konsequent herzschützende Medikamente eingenommen werden und die Blutzuckerwerte möglichst gut eingestellt werden.

Auffällige Blutfettwerte (HDL-Cholesterin, Gesamtcholesterin) weisen auf erhöhtes Risiko für Gefäßerkrankungen hin. Ist Ihre Blutzuckereinstellung unzureichend, sollten zunächst die Blutzuckerwerte verbessert werden. Denn durch eine gute Blutzuckereinstellung bessern sich auch die Werte der Blutfette.

Die Häufigkeit von Gefäßerkrankungen kann durch Statine deutlich vermindert werden. Statine senken die Blutfettwerte deutlich und vermindern sogar Gefäßerkrankungen bei Patienten mit normalen Blutfettwerten.

Durchblutungsstörungen

Viele ältere Menschen leiden unter Durchblutungsstörungen, besonders der Beine. Schon nach kurzer Gehstrecke kommt es zu Schmerzen in den Waden, und sie müssen für einige Zeit stehenbleiben, bevor sie weitergehen können (daher auch Schaufensterkrankheit genannt). Das Spazierengehen macht keinen Spaß mehr.

Ihr Arzt stellt fest, daß er die Fußpulse nicht mehr tasten kann: Die großen Blutgefäße (Arterien) der Beine sind verengt oder verstopft (Arterienverkalkung). Mit der Doppler-Untersuchung, einer Ultraschall-Methode, kann die Durchblutung genau geprüft werden. In bestimmten Fällen kann eine Gefäßoperation sinnvoll sein.

Wenn bei Ihnen Durchblutungsstörungen bestehen, sollten Sie unbedingt das Rauchen aufgeben.

Durchblutungsstörungen des Gehirns können zu einem Schlaganfall führen. Schlaganfälle kommen bei Patienten mit Typ-2-Diabetes häufiger vor. Um einem Schlaganfall vorzubeugen, ist eine rechtzeitige Erkennung und sehr gute Behandlung eines erhöhten Blutdrucks ganz besonders wichtig.

Hämoglobin A_{1c}

Mit dem Hämoglobin A_{1c} (HbA_{1c}) mißt man den Erfolg der Bemühungen von Patient und Arzt um eine gute Stoffwechseleinstellung. HbA_{1c} ist ein Meßwert im Blut, mit dem man feststellen kann, wie gut die Diabeteseinstellung während der letzten zwei bis drei Monate war.

Hämoglobin heißt der Farbstoff, der in bestimmten Zellen des Blutes vorhanden ist und das Blut rot aussehen läßt. Bei der HbA_{1c}-Messung wird festgestellt, wie groß der Anteil des roten Blutfarbstoffes ist, an den Traubenzucker angelagert ist. Je höher der Wert für HbA_{1c} im Blut ist, um so schlechter war der Blutzucker in den letzten Wochen eingestellt. Früher wurden die Werte in Prozent angegeben, eine Umrechnungstabelle für Millimol finden Sie auf den letzten Seiten. Fragen Sie den Arzt nach den Ergebnissen der HbA_{1c}-Messung, und tragen Sie diese in Ihr Tagebuch ein. Erkundigen Sie sich auch danach, bis zu welchem Wert das HbA_{1c} normal ist (je nach Labor unterschiedlich).

Mit Ihrem Hausarzt haben Sie das Behandlungsziel vereinbart. Der HbA_{1c}-Wert gibt Aufschluß darüber, ob das Behandlungsziel erreicht ist.

Der HbA_{1c}-Wert sollte nicht zu niedrig gesenkt werden, weil neuere Studien bei zu niedrigeren Werten erhöhte Nebenwirkungen gezeigt haben.

Kontrolluntersuchungen

Blutzucker-Parallelmessung:

Bringen Sie zur Überprüfung der Meßgenauigkeit die von Ihnen benutzten Selbstkontrollmaterialien mit in die Praxis, um gemeinsam mit dem Praxispersonal den Wert zu bestimmen. So erfahren Sie, ob Ihre selbst gemessenen Werte mit dem Praxislabor übereinstimmen.

Hämoglobin A_{1c} (HbA_{1c}):

Dieser Laborwert sollte zirka alle drei Monate bestimmt werden.

Blutdruckmessung:

Bei jedem Arztbesuch sollte in der Praxis Ihr Blutdruckwert bestimmt werden, um rechtzeitig einen Bluthochdruck erkennen und behandeln zu können.

Befunde eintragen:

Alle Befunde, die bei Ihnen bezüglich des Diabetes erhoben wurden, sollten in den Gesundheits-Paß Diabetes der Deutschen Diabetes-Gesellschaft eingetragen werden. Auch andere Befunde (zum Beispiel erhöhte Blutfettwerte, Hypertonie oder Durchblutungsstörungen) sollten im Paß notiert werden.

Kontrolluntersuchungen

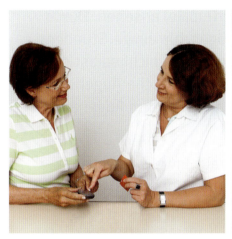

Blutzucker-Parallelmessung

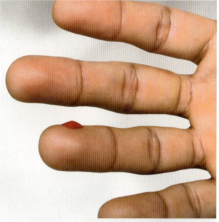

Hämoglobin A$_{1c}$ (HbA$_{1c}$)

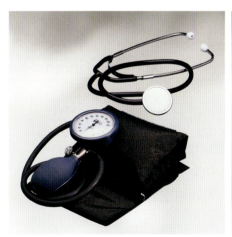

Blutdruck-Messung

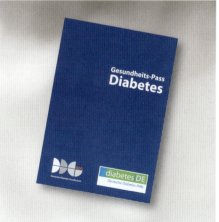

Befunde eintragen

Vorsorgeuntersuchungen

Auch wenn Sie keine Beschwerden haben, sollten bei Ihnen folgende Untersuchungen durchgeführt werden:

Untersuchung des Augenhintergrundes:
Einmal jährlich sollte der Augenarzt sich Ihren Augenhintergrund (bei weitgetropfter Pupille) ansehen. Durch Augentropfen ist Ihr Sehvermögen für einige Stunden eingeschränkt: Fahren Sie in dieser Zeit nicht selbst mit dem Auto. Wenn bei Ihnen eine diabetische Augenveränderung besteht, müssen Sie häufiger zum Augenarzt.

Nierenuntersuchung:
Untersuchung einer Urinprobe auf Eiweiß, gegebenenfalls zusätzliche Blutuntersuchung. Vorsicht: Bei diabetesbedingter Nierenschädigung kann eine Röntgenuntersuchung der Niere mit Kontrastmittelinjektion schädlich sein.

Nervenuntersuchung:
Die Untersuchungen mit den rechts abgebildeten Instrumenten sollte Ihr Hausarzt einmal jährlich an Ihren Füßen durchführen.

Durchblutung:
Zur Überprüfung der Durchblutung wird die Untersuchung der Fußpulse durchgeführt. Wenn nötig, sollte eine Doppler-Untersuchung (Messung der Durchblutung mit Ultraschall) erfolgen.

Vorsorgeuntersuchungen

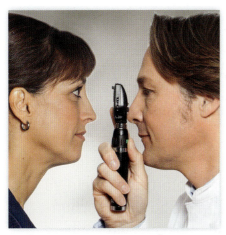
Augenuntersuchung

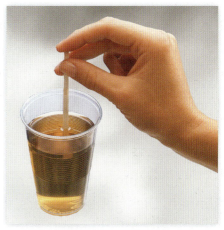
Eiweißausscheidung

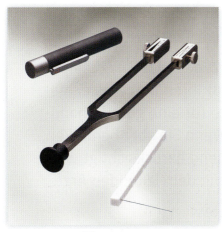
Nerven

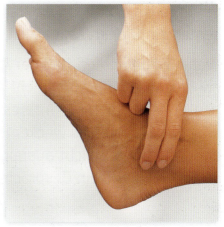
Durchblutung

Aufenthalt im Krankenhaus

Wenn Sie stationär in einem Krankenhaus behandelt werden, machen Sie Ärzte und das Pflegepersonal darauf aufmerksam, daß Sie Diabetes haben. Zeigen Sie Ihrem behandelnden Arzt das Diabetes-Tagebuch und berichten Sie ihm von Ihrer derzeitigen Diabetesbehandlung schon bei der Aufnahme. Zeigen Sie dem behandelnden Arzt Ihre Medikamente, die Injektionsgeräte sowie die Materialien für die Stoffwechselselbstkontrolle, damit diese über die Krankenhausapotheke beschafft werden.

Sie sollten auch im Krankenhaus Traubenzucker greifbar haben, um Unterzuckerungen sofort behandeln zu können. Dies gilt besonders, wenn Sie zu Untersuchungen wie zum Beispiel Röntgen müssen, wo längere Wartezeiten auftreten können. Wenn sich Schwierigkeiten ergeben, so bitten Sie darum, daß ein Internist, am besten ein Diabetesspezialist, hinzugezogen wird.

Wenn Sie bemerken, daß der Arzt oder das Pflegepersonal wegen Überlastung nicht auf Ihren Diabetes eingehen, so versuchen Sie, Interesse für eine gute Behandlung des Diabetes zu wecken. Wenn Sie aber bemerken, daß Ihr Diabetes nicht ausreichend berücksichtigt wird, so bitten Sie um ein Gespräch mit dem leitenden Arzt.

Vererbung

Unter dem Begriff Typ-2-Diabetes werden verschiedene Erkrankungen zusammengefaßt. Bei seltenen Formen (die früh und gehäuft familiär auftreten) fand man bereits vererbte Störungen. Die Erbanlagen für Typ-2-Diabetes sind bei uns sehr verbreitet. In manchen Familien bekommt fast jeder Diabetes, wenn er das 50. Lebensjahr überschritten hat.

Typ-2-Diabetes ist derzeit in Deutschland eine der häufigsten chronischen Erkrankungen. Trotzdem ist Vererbung nicht alles, denn in den Jahren nach dem 2. Weltkriegs gab es kaum Patienten mit Typ-2-Diabetes, da die Menschen körperlich aktiv und schlank waren.

Die einzige heute bekannte Möglichkeit, dem Auftreten des Diabetes mellitus Typ 2 vorzubeugen, ist es, schlank zu bleiben und körperlich aktiv zu sein.

Hingegen ist die Erblichkeit des Typ-1-Diabetes geringer als die des Typ-2-Diabetes, sie liegt in einem Bereich von unter fünf Prozent, wenn ein Elternteil an Typ-1-Diabetes erkrankt ist.

Das Diabetes-Journal

Die Zeitschrift für ein aktives und gesundes Leben mit Diabetes. Im **Diabetes-Journal** finden Sie alles, was es Neues zum Thema Diabetes gibt: Forschung, Essen & Trinken, Service-Adressen, Gesundheitspolitik und vieles mehr.

Das **Diabetes-Journa**l erscheint monatlich und kostet im Abonnement nur 41,40 € jährlich. Mitglieder des Deutschen Diabetiker-Bundes beziehen das **Diabetes-Journal** zu einem ermäßigten Preis. Sie bekommen das **Diabetes-Journal** auch in jeder Bahnhofsbuchhandlung.

Kirchheim-Verlag
Postfach 25 24
55015 Mainz
Tel.: (0 61 31) 9 60 70 - 62
Fax: (0 61 31) 9 60 70 - 70
E-Mail: swolf@kirchheim-verlag.de
Internet: www.diabetes-journal.de

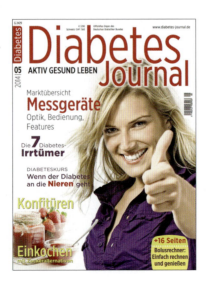

Blutzucker-Umrechnungstabelle

mg/dl	mmol/l	mg/dl	mmol/l	mg/dl	mmol/l
18	1,0	138	7,7	258	14,3
24	1,3	144	8,0	264	14,7
30	1,7	150	8,3	270	15,0
36	2,0	156	8,7	276	15,3
42	2,3	162	9,0	282	15,7
48	2,7	168	9,3	288	16,0
54	3,0	174	9,7	294	16,3
60	3,3	180	10,0	300	16,7
66	3,7	186	10,3	306	17,0
72	4,0	192	10,7	312	17,3
78	4,3	198	11,0	318	17,7
84	4,7	204	11,3	324	18,0
90	5,0	210	11,7	330	18,3
96	5,3	216	12,0	336	18,7
102	5,7	222	12,3	342	19,0
108	6,0	228	12,7	348	19,3
114	6,3	234	13,0	354	19,7
120	6,7	240	13,3	360	20,0
126	7,0	246	13,7	366	20,3
132	7,3	252	14,0	372	20,7

HbA_{1c}-Umrechnungstabelle

mmol/mol	%	mmol/mol	%	mmol/mol	%
42	6,0	53	7,0	64	8,0
44	6,2	55	7,2	66	8,2
45	6,3	57	7,4	68	8,4
48	6,5	59	7,5	69	8,5
49	6,6	61	7,7	72	8,7
51	6,8	62	7,8	73	8,8

Sachverzeichnis

Anpassung, Insulin	81	Insulin, Entdeckung	22
Augenschäden	94	Insulin, Misch-	26
		Insulin, Normal-	24
Bewegung,		Insulin-Pen	30
körperliche	84	Insulinsorten	24
Bluthochdruck	107	Insulinspritze	28
Blutzucker,		Insulin,	
Entgleisung	90	Verzögerungs-	24
Blutzucker, Messen	32	Insulin, Wirkung	20
Diabetes, Typ-1-	12	**K**alorien	72
Diabetes, Typ-2-	12	Kohlenhydrate	56
Durchblutungs-		Kohlenhydrateinheit	58
störungen	112	Koma	90
		Kontrollunter-	
Eiweiß	52	suchungen	114
Erkrankungen	88	Krankenhaus	118
Fett	50	**M**ikroangiopathie	94
Folgeschäden	92	**N**ährstoffe	48
Fußgymnastik	102	Nahrungsmittel,	
Fußpflege	96	eiweißreiche	52
Fußverletzungen	100	Nahrungsmittel,	
		fettreiche	52
Hämoglobin A_{1c}	113	Nahrungsmittel,	
Herzinfarkt	111	wasserreiche	54
Hypertonie	107	Nephropathie	106
		Nervenschädigung	95
Insulin, Bildung	20	Netzhautschädigung	94
Insulin, erhöhen	89		

Sachverzeichnis

Neuropathie	95	Verletzung, Fuß-	100
Nierenschädigung	106		
Nierenschwelle	34	**Z**ucker, Haushalts-	56
Normalinsulin	24	Zuckeraustausch-stoffe	78

Retinopathie	94
Selbstkontrolle	32
Sport	84
Süßstoffe	74
Tagebuch, Diabetes-	38
Typ-1-Diabetes	12
Typ-2-Diabetes	12
Umrechnungstabelle, Blutzucker-	121
Untersuchungen, Kontroll-	114
Untersuchungen, Vorsorge-	116
Untersuchung, Anzeichen	39
Unterzuckerung, Behandlung	42
Unterzuckerung, Ursachen	40
Urinzuckermessung	36
Vererbung	119
Verzögerungsinsulin	26

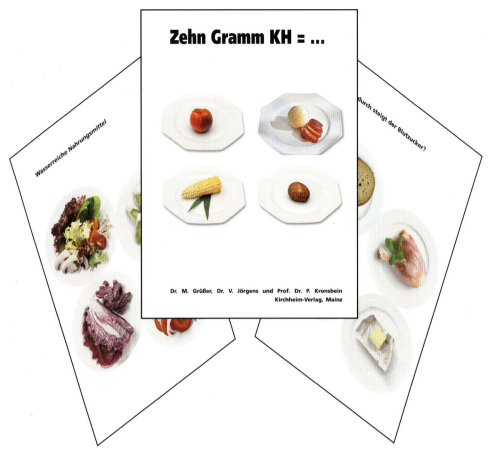

Zehn Gramm KH = ...

von Dr. Monika Grüßer, Dr. Viktor Jörgens und
Prof. Dr. Peter Kronsbein

ISBN 978-3-87409-543-3
Im Taschenformat: Bei Behandlung mit Insulin ist dieses Leporello für Sie sehr gut geeignet, um Kohlenhydrat-Portionen abzuschätzen.